NOUVEAUX PROCÉDÉS DE DILATATION

DES

RÉTRÉCISSEMENTS DE L'URÈTHRE

(PROCÉDÉS DES DOCTEURS LÉON LE FORT ET ED. LANGLEBERT)

(Citò, tutò et stabile).

PAR

Le Docteur Jonathan LANGLEBERT,
Ex-interne en chirurgie des hôpitaux de Paris,
Membre de la Société clinique.

PARIS
V. ADRIEN DELAHAYE ET Cᵉ, LIBRAIRES-ÉDITEURS
PLACE DE L'ÉCOLE-DE-MÉDECINE

1880

NOUVEAUX PROCÉDÉS DE DILATATION

DES

RÉTRÉCISSEMENTS DE L'URÈTHRE

NOUVEAUX PROCÉDÉS DE DILATATION

DES

RÉTRÉCISSEMENTS DE L'URÈTHRE

(PROCÉDÉS DES DOCTEURS LÉON LE FORT ET ED. LANGLEBERT)

(Citò, tutò et stabile).

PAR

Le Docteur Jonathan LANGLEBERT,
Ex-interne en chirurgie des hôpitaux de Paris,
Membre de la Société clinique.

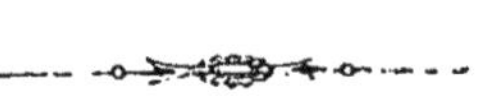

PARIS
V. ADRIEN DELAHAYE ET C^o, LIBRAIRES-ÉDITEURS
PLACE DE L'ÉCOLE-DE-MÉDECINE

1880

NOUVEAUX PROCÉDÉS DE DILATATION

DES

RÉTRÉCISSEMENTS DE L'URÈTHRE

(Procédés des Drs Léon Lefort et Ed. Langlebert)

(Citò, tutò et stabile).

INTRODUCTION.

Après les nombreux travaux qui ont été publiés dans ces derniers temps, sur les moyens de guérir les rétrécissements de l'urèthre, peut-être sera-t-on surpris de nous voir reprendre ce même sujet, et choisir pour texte de notre dissertation inaugurale une matière qui pouvait paraître épuisée. Notre réponse sera simple.

Attiré par goût vers l'étude des maladies des voies urinaires, nous nous étions d'abord fait à cette idée, aujourd'hui admise par le plus grand nombre, que le traitement des rétrécissements franchissables de l'urèthre devait se réduire à deux méthodes générales : la dilatation temporaire et l'uréthrotomie interne, applicables l'une ou l'autre, suivant leurs indications spéciales.

Mais ayant eu, pendant notre internat à l'hôpital Beaujon, l'heureuse fortune de voir notre maître, M. le professeur Le Fort, traiter un certain nombre de rétrécissements de l'urèthre par son procédé particulier de *dilatation immédiate progressive*, nos idées se sont modifiées, et nous en sommes arrivé à penser que le traitement des strictures uréthrales, au moins pour la plupart des cas, pourrait désormais se réduire à une seule méthode, variable seulement dans ses procédés, *la dilatation*.

Nous avons pu constater, en effet, surtout dans les cas difficiles, l'excellence de ce procédé de dilatation immédiate progressive, son action rapide, et surtout, chose capitale, son innocuité qui seule, et en dehors de plusieurs autres avantages que nous indiquerons plus loin, suffirait pour assurer à la dilatation ainsi pratiquée une supériorité incontestable sur ses rivales, l'uréthrotomie interne et la divulsion.

Nous nous sommes donc convaincu de ce fait, que le champ de l'uréthrotomie interne pouvait être considérablement restreint, et que la dilatation immédiate progressive était destinée à remplacer avantageusement cette opération dans la plupart des indications qui en ont été formulées par les auteurs, et en particulier par M. Reverdin, dans la remarquable thèse qu'il a soutenue à ce sujet.

La lecture des auteurs qui ont écrit sur les maladies des voies urinaires a encore été un des motifs qui nous ont décidé à entreprendre ce travail. Partout, ou presque partout, en effet, nous voyons la dilatation permanente traitée avec réprobation, sauf par Thompson cependant, et nous nous sommes demandé comment un procédé de traitement qui nous avait fourni d'aussi bons résultats avait pu, entre tant de mains expérimentées, en donner d'aussi déplorables. L'explication en est facile.

La dilatation immédiate progressive est, en réalité, une

dilatation permanente ; elle repose sur le même principe, mais le manuel opératoire en est bien différent et singulièrement perfectionné. Ce ne sont plus ici une ou deux longues semaines, pendant lesquelles le malade doit rester au lit ou à la chambre, gardant une sonde à demeure qui irrite son canal ; ce sont *deux ou trois jours* seulement qui suffisent pour amener la guérison complète et définitive, si le malade continue à se passer, de temps à autre, des bougies, comme le chirurgien le lui aura recommandé. La dilatation immédiate progressive, en évitant ainsi les complications qui peuvent résulter du séjour par trop prolongé d'une sonde dans le canal de l'urèthre, met donc le malade à l'abri du principal inconvénient de la dilatation permanente.

Nous n'avons pas toutefois la prétention de dire que l'emploi de cette méthode ne puisse être jamais suivi de quelques légères complications ; quelle méthode chirurgicale n'a pas ses inconvénients ? Mais nous pouvons affirmer que si des complications peuvent se produire, elles sont assurément moins graves que celles que nous voyons résulter de l'uréthrotomie interne ou de la divulsion ; ajoutons qu'aucun cas de mort n'est encore inscrit au passif de la dilatation immédiate progressive.

Qu'on ne croie pas cependant, après ce court exposé des avantages du procédé de M. le professeur Le Fort, qu'il entre dans notre esprit de faire de la dilatation immédiate progressive une méthode générale de traitement, pouvant s'appliquer indistinctement à tous les rétrécissements de l'urèthre. Nous pensons, au contraire, qu'elle doit être réservée pour les cas difficiles, c'est-à-dire pour les rétrécissements étroits et qu'on ne parvient à franchir que péniblement, pour les rétrécissements compliqués, en un mot, pour tous les rétrécissements rebelles à l'action de la dilatation lente.

Dans les affections simples, heureusement les plus fréquentes, quand les rétrécissements sont facilement franchissables et dilatables, non compliqués, pouvant recevoir d'emblée une bougie n° 9 ou 10 de la filière Charrière, la dilatation temporaire reprend tous ses droits. Pourquoi chercher ailleurs, quand on a sous la main un moyen de traitement, lent, il est vrai, mais simple, inoffensif, et n'empêchant pas le malade de se livrer à ses occupations habituelles? Aussi terminerons-nous ce travail par un aperçu *de la dilatation médiate progressive*, procédé imaginé par mon père, et applicable aux rétrécissements commençants et peu serrés de l'urèthre. Son principal avantagc est de joindre, à une sécurité absolue, la suppression presque complète de la douleur, en évitant le frottement direct des bougies sur les parois du rétrécissement, ce qui permet encore d'abréger sensiblement le temps qui serait nécessaire pour la dilatation lente ordinaire.

Nous diviserons notre travail en trois parties principales, ayant chacune pour but l'étude d'un mode différent de dilatation des rétrécissements de l'urèthre; mais nous insisterons surtout cependant sur la dilatation immédiate progressive, et nous tâcherons d'accumuler assez de preuves pour montrer, comme nous l'avons déjà annoncé, que, dans bien des cas, elle peut être substituée à l'uréthrotomie interne.

Nous ne terminerons pas cette introduction sans adresser ici nos remercîments à notre savant maître, M. le professeur Le Fort, qui a bien voulu mettre à notre disposition la plupart des matériaux qui nous ont servi, et dont les excellents conseils n'ont cessé de nous guider sur cette route parfois difficile. Qu'il nous soit permis également de rendre encore un juste tribut de reconnaissance à M. le docteur Péan qui, pendant notre année d'internat dans son service, à l'hôpital Saint-Louis, nous a puissamment aidé à continuer les recherches cliniques qui servent de base à ce travail.

PREMIÈRE PARTIE

De la dilatation immédiate progressive.

CHAPITRE PREMIER.

DÉFINITION. — HISTORIQUE.

La dilatation immédiate progressive est un nouveau procédé de traitement des rétrécissements de l'urèthre; son but est de rendre le plus rapidement possible à l'urèthre rétréci son calibre normal, sans toutefois faire jamais usage de la violence. On profite pour cela des modifications physiologiques produites sur les tissus indurés d'un rétrécissement par le séjour d'une bougie laissée à demeure pendant un certain temps, qui excède rarement vingt-quatre heures. On achève le traitement en maintenant, pendant le même temps, après la dilatation, une sonde dans la vessie, et en recommandant ensuite au malade de se passer des bougies à des intervalles de plus en plus éloignés, à mesure qu'on s'écarte du début du traitement.

La dilatation des rétrécissements uréthraux, pratiquée

comme nous allons l'indiquer dans les pages suivantes, est dite *immédiate*, puisque généralement elle est complète en une seule séance, mais elle est en même temps *progressive*, car on se sert pour l'obtenir d'une série de cathéters d'un volume graduellement croissant, et qu'il est de règle, pour l'opérateur, de s'arrêter dès qu'il sent une résistance trop grande à surmonter. Ce caractère d'être progressif sert parfaitement à distinguer le procédé du professeur Le Fort de la divulsion, qui est brutale et violente.

L'historique de cette question serait bien court, si nous ne le faisions remonter qu'à la création même du procédé de M. le professeur Le Fort, qui ne date que de huit années; mais la dilatation immédiate progressive dérive trop directement de la dilatation permanente faite avec des bougies ou des sondes laissées à demeure, pour que nous puissions passer sous silence les principales opinions qui ont été émises sur cette méthode.

On verra que les différents auteurs, même les maîtres les plus illustres, sont bien divisés sur cette question ; quelques-uns sont favorables; d'autres, et c'est le plus grand nombre, trouvent la méthode défectueuse. Nous ne chercherons pas à expliquer ces différences, nous nous contenterons de les constater ; mais si on venait à nous demander comment ce qui a donné de mauvais résultats dans tant de mains habiles a pu nous en fournir d'excellents, nous répondrions : que la dilatation immédiate progressive est une dilatation permanente perfectionnée, que les instruments mis en usage sont plus parfaits, qu'un des principaux inconvénients de l'ancienne méthode a été supprimé, je veux parler du séjour de bougies ou sondes à demeure dans l'urèthre pendant dix à quinze jours, et que ces raisons donnent une explication suffisante des nombreux succès déjà acquis.

Dupuytren (1) employait la dilatation permanente, et en obtenait de bons résultats. « On peut, dans tous les cas, dit-il, en dix ou douze jours, tout au plus, passer de la bougie la plus fine à la sonde la plus grosse. » D'après lui, la bougie laissée à demeure dans le canal de l'urèthre amènerait la dilatation du point rétréci de deux manières différentes : 1° par une action mécanique, en distendant les parois du rétrécissement ; 2° par une action vitale, produisant une sorte de dégorgement du rétrécissement accompagné, le plus souvent, d'un écoulement de mucus ou de muco-pus. Cette théorie de l'élément vital agissant quand une bougie est laissée dans l'orifice d'un rétrécissement est aujourd'hui à peu près complètement abandonnée. Adoptée cependant, en partie, par le Dr Caudmont, elle a encore été reproduite dernièrement par son élève, le Dr Delfosse (2). « Je ne chercherai pas, dit-il, à expliquer ce qu'il faut entendre par élément vital ; le fait incontestable est qu'une bougie dans un canal d'un calibre inférieur au rétrécissement agit sur ce rétrécissement autrement qu'à la manière d'un coin ; elle fait subir à la masse fibreuse une modification profonde, qu'il est difficile d'analyser, mais qui existe, et il n'est nullement nécessaire que cette désorganisation aille jusqu'à l'inflammation ou même l'ulcération, comme l'a écrit Voillemier, car, au contraire, ces dernières entravent quelquefois le traitement par la dilatation temporaire. »

Nous avouons que, pour notre part, nous préférons de beaucoup la théorie inflammatoire de Voillemier à cette mystérieuse explication.

(1) Dupuytren. Leçons orales de clinique chirurgicale, vol. III.
(2) Pratique de la chirurgie des voies urinaires. Dr Delfosse, 1878.

Boyer (1) parle également de la dilatation permanente, mais les résultats par lui obtenus n'auraient pas été exempts de quelques complications, et, en particulier, de cystites; de plus, la durée du traitement aurait toujours été longue, « La guérison est rare, dit-il, avant le troisième ou quatrième mois, et souvent est-elle plus longue. »

Maisonneuve (2), dans un mémoire resté célèbre, lu à l'Académie des sciences, le 14 mai 1855, annonce son invention de la bougie conductrice et, du premier coup, en fait ressortir toute l'importance. « Ce résultat, dit-il, fixa vivement mon attention, et je ne tardai pas à comprendre qu'il ne s'agissait pas seulement d'une modification à la méthode de cathétérisme sur conducteur, mais bien d'une nouvelle méthode, tout aussi simple et beaucoup plus féconde.

« Au lieu de faire glisser sur elle (la bougie conductrice) l'instrument que je voulais introduire, je vissai sur son extrémité libre le bec de cet instrument qui, faisant ainsi corps avec elle, put facilement pénétrer à sa suite dans les rétrécissements, pendant qu'elle-même s'enfonçait dans la vessie, où elle se repliait. »

Qui ne voit ici l'indication d'un procédé de traitement avec lequel la dilatation immédiate progressive n'est pas sans analogie? Mais Maisonneuve ne fait que l'indiquer, pour ainsi dire, en passant, ne précisant ni la forme des instruments, ni le manuel opératoire. Aussi, quoi que puissent dire les chercheurs de priorité, la création de la dilatation immédiate progressive telle que nous allons la

(1) Traité des maladies chirurgicales, 5e édition. Paris, 1853.

(2) Mémoire sur une nouvelle méthode de cathétérisme et sur son application à la cure radicale et instantanée des rétrécissements de l'urèthre, par Maisonneuve. (Lu à l'Académie des sciences, le 14 mai 1855).

décrire appartient bien à M. le professeur Le Fort, et le mérite lui en revient tout entier.

Perrève (1) trouve toutes les dilatations mauvaises, la temporaire comme la permanente, et franchement nous sommes surpris de le voir aussi sévère pour des méthodes de traitement bien innocentes, comparées à la dilatation forcée faite avec son instrument qui, d'après les observations et les nécropsies citées dans le livre de M. Voillemier, a été la cause de nombreux accidents. Il accuse ce traitement véritablement incendiaire, c'est ainsi qu'il appelle la dilatation permanente, d'occasionner des crevasses gangréneuses, des abcès, des infiltrations d'urine, des ulcères énormes pouvant être suivis de mort ou de fistules urinaires (p. 113) : « De plus, dit-il, ce traitement est toujours fort long, car dans les rétrécissements un peu considérables, trois ou quatre mois suffisent à peine ordinairement pour porter la dilatation du canal à deux ou trois lignes de diamètre » (p. 114).

Devant de pareilles affirmations, on se demande combien devait être prévenu l'esprit de l'auteur, pour mettre sur le compte de la dilatation d'aussi sombres et d'aussi fréquentes complications, et surtout pour attribuer une durée aussi longue à une méthode qui, le plus souvent, n'aurait aucune raison d'être, si elle n'était rapide. Aussi M. Curtis a-t-il raison de dire, en parlant de Perrève : « Est-il possible dans la description qu'il donne de ces deux procédés (dilatation intermittente et dilatation permanente), si peu séduisants, à les juger par les résultats qu'il leur attribue, est-il possible, dis-je, de reconnaître la dilatation telle que le veut une sage pratique, telle que la

(1) Perrève. Traité des rétrécissements organiques de l'urèthre. Paris, 1855.

connaît tout esprit non aveuglé par ses préventions ? Evidemment non. Si la dilatation était ce que dit Perrève, il y a longtemps que la question qui m'occupe en ce moment serait résolue ; la dilatation serait rayée de la pratique chirurgicale et les opérations prévaudraient sans contestation et à bon droit. »

Reybard (1) préfère la dilatation, qu'il appelle rapide et intermittente, faite au moyen de bougies de calibre croissant introduites successivement dans l'urèthre à des intervalles de deux ou trois heures, de telle sorte qu'il arrive au bout de quelques jours à introduire des bougies de 7 à 8 millimètres de diamètre. « Mais le plus souvent, ajoute-t-il, les parois du rétrécissement, dont j'ai agrandi l'ouverture d'une manière aussi prompte, n'ont cédé à cette extension qu'après s'être déchirés ; cette déchirure se reconnaît à la douleur cuisante éprouvée par le malade et au sentiment de rupture, de déchirure avec légère hémorrhagie » (p. 237 et 288).

M. Curtis ajoute, à la suite de cette citation : « En voilà plus qu'il n'en faut pour convaincre le lecteur que ce n'est pas chez Reybard qu'il pourra apprendre comment la dilatation doit être pratiquée. » Ces justes paroles ne sauraient atteindre la dilatation immédiate progressive, où la force n'est nullement nécessaire pour arriver vite à un résultat complet. Reybard, en effet, ne laissait pas séjourner assez longtemps le même instrument dans l'urèthre ; il ne pouvait donc obtenir ainsi cette modification physiologique qui permet de porter la dilatation aussi loin que possible presque du premier coup, et cela sans rompre le rétrécissement.

(1) Reybard. Traité pratique des rétrécissements du canal de l'urèthre.

Il est vrai que, pendant le passage des cathéthers métalliques, dans la dilatation immédiate progressive, il s'écoule souvent quelques gouttes de sang pendant les manœuvres opératoires ; mais peut-on dire que cela soit une preuve de la déchirure de l'urèthre ? Evidemment non. Une simple éraillure de la muqueuse de l'urèthre, déjà enflammée, l'excoriation superficielle d'une partie déjà ulcérée, suffisent amplement à expliquer ce léger écoulement de sang, qui survient même quelquefois à la suite du simple passage sans frottement d'une bougie dans l'urèthre. Cette érosion si légère de la muqueuse uréthrale ne saurait donc avoir pour l'avenir des conséquences sérieuses au point de vue de la formation d'un rétrécissement cicatriciel, car autant vaudrait dire alors qu'une simple éraillure épidermique serait capable de produire une bride cicatricielle.

Civiale (1) n'est pas non plus partisan de la dilatation permanente ; après avoir expliqué que les bougies agissent de deux façons, d'abord à la manière d'un coin, au moment de leur introduction dans l'urèthre et ensuite en produisant un travail moléculaire, dont « nous ignorons, dit-il, la nature, et qui a pour résultat de modifier la nutrition et de résoudre les engorgements, » il ajoute : « Il faut encore que les tissus uréthraux reprennent leurs propriétés vitales primitives. Or, les sondes à demeure s'opposent à ce qu'ils reviennent sur eux-mêmes et les entretiennent dans un état contraire à celui que la nature leur a assigné, et où ils ne peuvent rentrer que peu à peu après l'enlèvement du corps étranger ; si cet enlèvement se fait d'une manière subite, il y a transition brusque, et c'est là une source de changements et de troubles qui ne tardent pas à se mani-

(1) Civiale. Traité pratique des maladies des organes génito-urinaires.

fester. La dilatation permanente n'a donc pas la même efficacité que la dilatation temporaire, pour rétablir la souplesse et l'élasticité du canal. De là vient que les guérisons qu'elle procure sont moins complètes, et par conséquent moins durables. »

Nous avouons que ces considérations quelque peu philosophiques ne nous paraissent pas suffisantes pour démontrer les avantages ou l'infériorité d'une des deux méthodes. La grande pratique de Civiale serait pour nous une garantie meilleure en faveur de la dilatation temporaire; mais, comme on le verra dans la suite, si le malade suivant les recommandations du chirurgien a soin de se passer des bougies dans l'urèthre pendant un temps suffisamment long, à des intervalles de plus en plus éloignés, nous pensons que cet écueil de la récidive pourra être le plus souvent évité. Toujours, en effet, la dilatation temporaire, continuée par le malade lui-même, doit être le complément obligatoire de la dilatation immédiate progressive, comme elle l'est du reste de la divulsion ou de l'uréthrotomie interne.

Voillemier (1), dans le remarquable traité qu'il a écrit sur les maladies de l'urèthre, ne se montre pas davantage favorable à la dilatation permanente comme méthode générale de traitement des rétrécissements de l'urèthre : « L'inconvénient le plus positif, dit-il, de la dilatation, c'est sa durée ; je le dissimulerai d'autant moins que dans ma conviction elle n'est efficace et sans dangers que lorsqu'elle est conduite lentement et avec une extrême prudence. »

Voillemier est l'auteur qui a donné l'explication la plus logique de l'action produite par les bougies ou par les

(1) Voillemier. Traité des maladies des voies urinaires. Paris, 1868.

sondes à demeure. D'après lui, quand une bougie a été introduite dans le canal de l'urèthre, alors même qu'elle serait d'un calibre un peu inférieur à celui que pourrait admettre l'orifice de la stricture uréthrale, cette bougie provoque sur les tissus qui l'environnent la manifestation de phénomènes analogues à ceux que produirait le séjour d'un corps étranger sur un point quelconque de l'organisme. Quand une bougie séjourne dans l'urèthre depuis vingt-quatre ou quarante-huit heures, elle détermine donc un léger état de phlogose de la muqueuse uréthrale, inflammation qui se traduit le plus souvent au dehors par un léger écoulement visqueux ou opalin et composé alors de mucus mélangé de pus. Cette inflammation des tissus du point rétréci a pour effet d'amener leur ramollissement et leur désagrégation ; d'autre part, elle produit encore une parésie des fibres musculaires qui entourent la muqueuse, et annihile ainsi l'élément spasmodique qui ne vient plus compliquer le rétrécissement et empêcher le passage d'instruments un peu volumineux. Aussi quand on a introduit une bougie dans l'urèthre et qu'elle est un peu serrée dans le rétrécissement, constate-t-on, après vingt-quatre ou quarante-huit heures, que loin d'être étreinte par les parois rétrécies, elle est, au contraire, devenue très mobile, qu'on peut lui communiquer facilement des mouvements de va-et-vient, et enfin, but de la méthode opératoire, qu'on peut la remplacer sans effort par une autre bougie beaucoup plus volumineuse.

Voillemier explique encore très justement, selon nous, que la guérison du rétrécissement ne peut être obtenue que par l'atrophie des tissus qui le forment, et que cette atrophie ne peut être le résultat que du passage longtemps continué d'instruments volumineux dans l'urèthre, et en particulier de cathéters métalliques, cathéters Béniqué. Cette manière de voir s'accorde du reste très bien avec l'usage de la dilatation immédiate progressive ; celle-ci diffère en effet de la dilatation lente, non par le temps pendant lequel on doit pratiquer le cathétérisme uréthral, mais parce qu'on amène rapidement le canal de l'urèthre à se laisser franchir par des instruments d'un calibre suffisant pour produire cette atrophie dont parle Voillemier ; le reste regarde le malade, qu'on ne doit jamais abandonner qu'après lui avoir appris à se passer lui-même des bougies dans l'urèthre.

D'après Thompson (1), la dilatation continue faite sous ces trois conditions : 1° de choisir un petit cathéter de gomme élastique ; 2° de l'introduire jusque dans la vessie sans le pousser trop avant ; 3° de le choisir assez petit pour qu'il passe librement dans le canal, « est une des meilleures et des plus sûres méthodes qu'on puisse appliquer au traitement des rétrécissements de l'urèthre. ».

Curtis, dans sa remarquable thèse sur la dilatation des rétrécissements de l'urèthre, faite sous l'inspiration de son maître, le professeur Guyon, se montre partisan d'un procédé de dilatation mixte qui consiste à laisser séjourner un quart d'heure, une demi-heure par exemple, la bougie qu'on vient d'introduire, au lieu de la retirer immédiatement après l'avoir fait pénétrer dans l'urèthre : « N'est-il pas vaisemblable, ajoute-t-il, qu'on puisse ainsi emprunter à la dilatation permanente quelques-uns de ses avantages (action sûre et rapide) pour l'ajouter aux qualités (innocuité et durée des résultats acquis) de la dilatation temporaire ? »

Voici du reste les conclusions de la thèse de M. Curtis pour ce qui a rapport à la dilatation permanente.

(1) Thompson. Leçons cliniques sur les maladies des voies urinaires.

« 1° La dilatation permanente est un procédé qui ne mérite point d'être appliqué d'une manière générale.

2° Elle n'a aucun des avantages du premier procédé (la dilatation temporaire), ni son innocuité relative, ni son efficacité au point de vue de la durée des résultats; ce traitement est tout aussi assujétissant pour le malade que les méthodes plus radicales auxquelles il ne doit guère être préféré.

3° Ce procédé a l'avantage de *produire rapidement et surement la dilatation* des rétrécissements, sans toutefois qu'on puisse compter sur le maintien du résultat, tellement la récidive est prompte. Grâce à ce dernier avantage, ce procédé réussit quelquefois dans le traitement des rétrécissements, là où le procédé temporaire a échoué ; associé comme élément accessoire, à d'autres moyens de traitement il peut rendre des services, soit au début ou dans le cours de la dilatation temporaire (rétrécissements qu'on a eu beaucoup de peine à franchir, rétrécissements véritables) ; soit comme traitement préparatoire avant l'emploi des méthodes de force (uréthrotomie interne de Maisonneuve ou de Civiale, divulsion). »

M. Curtis n'est assurément pas tendre pour la dilatation permanente ; à peine, suivant lui, peut-elle rendre service dans quelques cas et encore n'est-ce que d'une manière accessoire ; quant à ses conséquences, elles seraient aussi graves que celles de l'uréthrotomie interne ou de la divulsion puisqu'elle « ne doit guère être préférée à des méthodes plus radicales.»

Nous espérons démontrer à ceux qui parcourront ce travail et en particulier les observations qui y sont adjointes, que la dilatation immédiate progressive, loin d'être une méthode d'exception, pourrait au contraire être appliquée dans tous les cas où la dilatation temporaire convient et dans la plupart de ceux qui constituent une indication de l'uréthrotomie interne.

Nous pensons cependant, bien qu'elle soit en réalité une méthode générale de traitement, que la dilatation immédiate progressive doit être réservée aux cas difficiles et compliqués, où par son action plus rapide, par son innocuité presque complète, elle peut remplacer avantageusement l'uréthrotomie interne, ou la divulsion, réservant la dilatation temporaire pour les cas simples.

Le Dr Picard (1), dans son Traité des maladies de l'urèthre, partage complètement les opinions de M. Curtis. Il ne regarde la dilatation permanente que comme une méthode accessoire dont le principal défaut serait de donner des résultats peu durables.

Mais depuis le jour où il a fait paraître son livre, l'opinion de notre collègue et ami le Dr Henri Picard sur la valeur de la dilatation immédiate progressive s'est modifiée, et nous tenons de lui qu'il doit déjà plusieurs succès à l'emploi de ce procédé.

Il s'est surtout servi de l'appareil instrumental de M. le professeur Le Fort pour pratiquer la dilatation consécutive à l'uréthrotomie interne.

Les quelques observations qu'il nous a confiées et qu'on pourra lire à la fin de ce travail sont là pour montrer qu'il a pleinement réussi. Nous pensons que tous ceux qui, sans parti pris, voudront traiter de même les rétrécissements de l'urèthre, ne pourront, à moins de nier l'évidence, ne donner qu'un avis favorable.

M. Janicot (2) a déjà publié une thèse sur le sujet qui nous occupe (Etude sur un nouveau mode de traitement

(1) Picard. Traité des maladies de l'urèthre, 1877.
(2) Janicot. Thèse de Paris, 1877.

des rétrécissements de l'urèthre par la dilatatation, dilatation immédiate progressive du professeur Le Fort). Nous y ferons quelques emprunts.

M. Delfosse (1), tout en reconnaissant avoir vu une fois le Dr Caudmont employer avec succès les instruments du professeur Le Fort pour un rétrécissement qui n'acceptait pas la dilatation par suite de la grande susceptibilité nerveuse du canal, ne se montre pas cependant partisan de cette méthode de dilatation, lui reprochant de ne pas amener la guérison complète et d'exposer à des récidives rapides. Pour M. Delfosse « moins on touche à un rétrécissement, mieux on le guérit » et six mois ne sont pas de trop pour arriver à passer à un malade une bougie n° 17. Nous avouons que ces procédés d'excessive lenteur nous paraissent peu séduisants, n'étant pas, du reste, à l'abr de certains inconvénients graves ; car notre but, en cherchant à dilater rapidement les rétrécissements étroits, est de mettre le malade le plus vite possible à l'abri des accidents pouvant résulter d'une gêne trop grande apportée à la miction, ou de faire cesser des complications déjà existantes. Une fois le calibre, normal de l'urèthre rétabli, c'est affaire au malade de maintenir, par le passage plus ou moins répété de bougies, l'état de dilatation de son canal, jusqu'à ce que l'atrophie des tissus ait lieu et que la guérison puisse être considérée comme définitive.

Si le lecteur a eu la patience de parcourir cet exposé un peu long des opinions des auteurs sur la dilatation permanente, peut-être sera-t-il étonné de nous voir, malgré les avis défavorables, non-seulement du plus grand nombre, mais même des maîtres les plus éminents de la chirurgie, revendiquer comme méthode à peu près géné-

(1) Delfosse. Loc. cit.

rale de traitement des rétrécissements de l'urèthre, un procédé de dilatation immédiate progressive.

Nous répondrons simplement que, si nous avons transcrit les opinions contraires de la plupart de ceux qui ont écrit sur ce sujet, c'est pour montrer que nous avons agi en pleine connaissance de cause, et que c'est seulement parce que nous avons été frappé de l'efficacité des résultats obtenus, que nous avons désiré les faire connaître. Cela ne prouve, en résumé, qu'une seule chose, c'est que la dilatation, telle que nous l'avons vu pratiquer par notre maître M. Le Fort, est un progrès considérable sur la dilatation permanente faite au moyen de sondes à demeure ; elle en garde tous les avantages, et ses effets sont même encore plus rapides ; elle en supprime la plupart des inconvénients, et en particulier ceux qui peuvent résulter du séjour trop prolongé de sondes à demeure dans le canal de l'urèthre.

Quant aux résultats que nous exposerons à la fin de ce travail, ils nous ont été fournis en grande partie par M. Le Fort, quelques-uns nous sont personnels, et peut-être ceux qui voudront bien nous lire finiront-ils par acquérir la même conviction que la nôtre sur l'efficacité et l'innocuité de la dilatation immédiate progressive ; c'est là notre meilleur espoir.

CHAPITRE II.

INSTRUMENTATION ET MANUEL OPÉRATOIRE.

L'appareil instrumental se compose :

1° De bougies conductrices ;

2° De trois cathéters métalliques ;

3° De sondes molles en gomme élastique.

1° *Des bougies conductrices.* — Ce sont de fines bougies molles tout à fait analogues à celles qui servent pour l'uréthrotomie interne ; elles sont en gomme, très flexibles et doivent présenter cependant une léger degré de résistance, pour ne pas se replier immédiatement sur elles-mêmes quand elles viennent à rencontrer un obstacle. L'extrémité vésicale de ces bougies doit se terminer par un petit renflement olivaire, dès que leur calibre le permet, et nos fabricants sont aujourd'hui assez habiles pour donner ce renflement aux bougies n° 4 ou 5 de la filière Charrière. L'avantage de ce renflement olivaire est que l'extrémité de la bougie s'engage moins facilement dans les cryptes ou petites lacunes aboutissant à des orifices glandulaires qui sont très nombreux sur la muqueuse de l'urètbre.

L'autre extrémité de ces bougies est surmontée d'une petite armature métallique en forme de cylindre creusé intérieurement d'un pas de vis.

Pour empêcher la bougie de plier au point d'union de l'armature et de son tissu, on ajoute généralement dans l'intérieur de l'instrument une petite tige de baleine ou un fil d'acier ayant 4 à 5 centimètres de longueur, ce qui en augmente suffisamment le degré de résistance.

« Les bougies qu'emploie généralement M. le professeur Le Fort sont tissées d'une substance désignée commercialement sous le nom de crins de Florence ou intestins de vers à soie, bien qu'en réalité elle provienne exclusivement des glandes salivaires de ces insectes.

« Les bougies à crins de Florence présentent les deux avantages réunis d'une grande souplesse et d'une grande solidité. Leur solidité, même sous un diamètre très petit comme celui de 1 millimètre, est telle qu'elles résistent absolument à toute tentative de brisure et à de grands efforts de traction.

« On est donc à l'abri des complications souvent graves qu'amenait fréquemment jadis la rupture des bougies solides passées au travers des rétrécissements. On n'a pas à craindre non plus de voir la bougie se replier en deux et sa pointe sortir par le méat, alors qu'on la croyait dans la vessie. D'autre part, malgré leur solidité remarquable qui, à ce point de vue surtout, les place bien au-dessus des bougies ordinaires en gomme, les bougies en crins de Florence sont très souples et d'une grande malléabilité. Comme l'a dit M. le professeur Dolbeau, dans le rapport fait à ce sujet à l'Académie de médecine, on peut leur faire prendre par un simple massage toutes les formes que la pratique a indiquées comme propres à faciliter le cathétérisme dans des rétrécissements que leur étroitesse, leur situation latérale sur les parois du canal, ou leurs sinuosités, rendent parfois si difficiles à franchir. On peut donc couder ces bougies, les recourber en baïonnette, en spirale, en S italique, etc., etc., et maintenir par le procédé du collodionnage imaginé par M. Curtis dans le service de M. Guyon, la forme qu'on a jugé convenable de donner à leur extrémité uréthrale. (Thèse de Janiçot, Paris 1877).

Nous pouvons ajouter que lorsque les bougies sont bien faites, on peut souvent se dispenser d'en collodionner l'extrémité uréthrale, car elles gardent suffisamment, grâce à leur malléabilité, la forme qu'on leur a donnée. Le passage de bougies collodionnées dans l'urèthre est, en effet, assez douloureux, ce qui se comprend facilement en tenant compte de la rigidité que présente alors l'extrémité de la bougie ; c'est là du reste, je crois, le seul inconvénient de l'emploi du collodion.

Pour fixer les bougies à demeure, M. le professeur Le Fort a fait construire de petites plaques métalliques pouvant se visser par leur partie moyenne sur l'extrémité de la bougie et portant deux trous, un à chaque extrémité, destinés à laisser passer les fils au moyen desquels on la maintiendra.

Cette manière de faire est assez commode et a surtout l'avantage d'empêcher d'une façon certaine que la bougie ne rentre complètement dans l'urèthre.

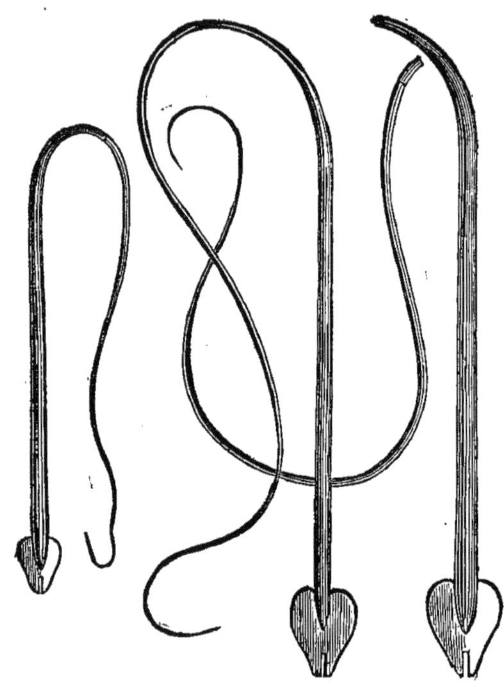

Des cathéters. — Les cathéters, en maillechort ou en argent, sont au nombre de trois ; ils ont la longueur et la forme d'une sonde métallique ordinaire, c'est-à-dire que leur courbure représente un quart de cercle : la direction du bec est donc perpendiculaire à celle du corps de l'instrument. L'extrémité uréthrale a 2 millimètres de diamètre et est la même pour les trois cathéters, l'autre extrémité se termine par un large pavillon qui permet de manier facilement le cathéter. Le bec porte un pas de vis destiné à s'emboîter dans celui de l'armature de la bougie. Ces cathéters sont coniques dans leur partie courbe et partant tous de 2 millimètres de diamètre, ils arrivent progressivement suivant leur numéro d'ordre, le 1er à répondre au n° 12 de la filière, le 2e au numéro 17, le 3e au n° 21. Le calibre de la tige droite de l'instrument est uniforme et a le même diamètre que la partie la plus volumineuse de la portion courbe.

Le nombre des cathéters peut être augmenté; c'est ainsi que dans les observations que nous avons recueillies à l'hôpital Saint-Louis dans le service de M. Péan, nous nous sommes servi de quatre cathéters répondant aux nos 12, 15, 18 et 21 de la filière; M. Collin construit en ce moment des boîtes renfermant cinq cathéters; mais ce sont des détails de peu d'importance, car quel que soit le nombre de cathéters employés, le manuel opératoire reste toujours le même, c'est-à-dire qu'on doit chercher à arriver le plus vite possible à passer le cathéter le plus gros, sans toutefois, point capital, employer la force.

MANUEL OPÉRATOIRE.

Comme celui de l'uréthrotomie il comprend trois temps, mais dont le second est séparé du premier par un intervalle d'au moins vingt-quatre heures.

Ce sont :

1° L'introduction de la bougie conductrice;
2° Le passage des cathéters;
3° L'introduction de la sonde à demeure.

Premier temps. — *Introduction de la bougie conductrice.*

Il faut distinguer deux cas : ou le rétrécissement bien qu'étroit est facile à franchir, ou au contraire il est très difficile d'y faire passer une fine bougie. Dans le premier cas, rien de plus simple : on choisit une bougie armée, de dimensions convenables, et après l'avoir bien enduite d'huile, de glycérine ou mieux encore de vaseline, on la pousse lentement jusqu'à ce qu'elle ait franchi l'obstacle. On ne doit pas, pour la laisser à demeure, l'introduire trop profondément ; on évite ainsi l'irritation, légère il est vrai, que peut produire le séjour prolongé d'un corps étranger dans la vessie. Pour fixer la bougie, on visse la petite plaque métallique dont nous avons déjà parlé sur son armature, et on fixe les fils qu'on a fait passer à travers les trous, soit aux poils du pubis, soit sur la verge même par une bandelette de diachylon ou un anneau de caoutchouc.

Nous trouvons à la plaquette métallique, comme moyen de fixation, un léger défaut, c'est d'obliger à trop enfoncer la bougie pour la laisser à demeure ; aussi préférons-nous, après avoir introduit la bougie à une profondeur que nous jugeons suffisante, l'enserrer immédiatement contre le méat dans un nœud fait avec un fil résistant, ou mieux avec un cordonnet de soie préalablement ciré, dont les chefs sont fixés comme nous venons de l'indiquer. Pour éviter le léger inconvénient dont nous de venons de parler, il n'y aurait qu'à faire des bougies conductrices plus courtes que celles qui nous sont fournies généralement par nos fabricants.

Mais si l'introduction de la bougie conductrice est souvent chose assez facile, il est loin d'en être de même dans quelques cas compliqués.

La perfection à laquelle on est aujourd'hui arrivé dans la fabrication des bougies a diminué singulièrement le nombre des rétrécissements soi-disant infranchissables de l'urèthre ; aussi peut-on poser comme une règle générale qu'on ne doit considérer comme tels que les rétrécissements qui ne laissent pas passer une goutte d'urine et en arrière desquels existe une fistule donnant passage à tout le liquide qui provient de la vessie. Toutes les fois que le malade peut uriner, ne serait-ce que goutte à goutte et avec les plus grandes difficultés, le cathétérisme doit être considéré comme possible.

Certainement il faudra des essais multipliés, des tentatives chaque fois prolongées, mais à la fin on verra ses efforts couronnés de succès.

D'ailleurs, qu'importe le temps ? Le malade urine, il n'y a donc pas péril en la demeure. Et même si la miction s'opérait par regorgement, si l'état de distension de la vessie faisait craindre une rupture en arrière du rétrécissement, si les douleurs provoquées par la rétention étaient par trop fortes, il faudrait encore continuer les tentatives de cathétérisme, tout en pratiquant la ponction capillaire de la vessie, opération inoffensive, qu'on peut répéter un grand nombre de fois sur le même sujet sans aucun inconvénient, et qui permet d'attendre qu'on ait réussi à faire franchir l'urèthre à une bougie. On devra cependant être sobre de ce moyen, la ponction vésicale, non par crainte des dangers qu'il peut présenter, car pour notre part nous n'avons jamais vu le moindre accident en résulter, mais parce que le passage de l'urine à travers le canal de l'urèthre est un bon adjuvant pour la dilatation.

Nous n'indiquerons ici que quelques procédés que nous avons vu bien réussir pour arriver à franchir les rétrécissements dans les cas difficiles, renvoyant pour l'étude des autres aux traités spéciaux, ce point de la question n'étant qu'accessoire dans notre travail.

Quand on n'est pas arrivé à franchir un rétrécissement avec de fines bougies, au moyen de manœuvres simples, c'est-à-dire en imprimant à la bougie des mouvements de va-et-vient qu'on a répétés plusieurs fois, on a alors recours aux bougies tortillées de Leroy d'Etiolles. On leur donne la forme désirée en enroulant l'extrémité des bougies autour d'un corps dur et cylindrique, un mandrin par exemple ; on peut encore les couder simplement avec les doigts, leur donner une forme de baïonnette, etc. Si on n'arrive ainsi à aucun résultat, ce qui est rare, on se servira des mêmes bougies tortillées, mais dont l'extrémité aura été trempée dans le collodion, suivant le procédé de M. Guyon, et sera par cela même rendue plus rigide et fixée dans sa forme. On a ainsi, suivant l'expression pittoresque de M. Guyon, une véritable collection de *rossignols* pour forcer le rétrécissement.

Si ces tentatives restent encore infructueuses, nous recommanderons d'user d'un moyen que nous avons vu quelquefois réussir dans les mains de M. le professeur Le Fort. Il introduit dans l'urèthre jusqu'au rétrécissement une bougie assez volumineuse, à bout arrondi, et la maintient appliquée contre l'obstacle pendant deux ou trois minutes ; passant alors une fine bougie immédiatement après avoir retiré la grosse, il n'est pas rare de la voir pénétrer.

Voici l'explication que M. Le Fort a donnée de ce fait : la difficulté qu'on éprouve à franchir un rétrécissement tient surtout à la situation latérale de son orifice ; en introduisant une bougie à bout mousse et assez volumineuse, et en exerçant avec elle une certaine pression sur l'obstacle, on déplisse la muqueuse au niveau du point retréci et on tend par cela même à ramener dans l'axe de l'urèthre l'orifice du rétrécissement, d'où la facilité avec laquelle on peut ensuite assez souvent le franchir.

Mais supposons encore que tous ces moyens aient échoué, que l'état d'irritabilité du malade indique que la séance de cathétérisme a été assez prolongée : Que faire ?

S'il y a rétention d'urine, on pratiquera, nous l'avons déjà dit, la ponction capillaire de la vessie et on remettra à une époque ultérieure les tentatives de cathétérisme. Si au contraire le malade urine et parvient à vider suffisamment sa vessie, on tentera les jours suivants de nouvelles explorations jusqu'à ce qu'on ait obtenu un résultat favorable. Les manœuvres pour introduire, dans les cas difficiles, une fine bougie dans l'urèthre, exigent de la part du chirurgien beaucoup d'adresse, de légèreté de main, mais surtout, et c'est là le point capital pour réussir, de la douceur et de la persévérance.

Chercher à arriver par la force avec des instruments fins et rigides, serait s'exposer à perdre son temps, à faire des fausses routes et à amener des complications graves ; aussi doit-on avoir toujours présent à l'esprit ce précepte si sage donné par M. Reverdin dans sa thèse sur l'uréthrotomie interne de « chercher à franchir les rétrécissements plutôt par la ruse que par la force. » Bien que nous blâmions en général l'emploi des instruments rigides pour faire le cathétérisme uréthral, nous devons dire cependant que, dans quelques cas, les fines bougies de baleine sont appelées à rendre de réels services. On peut avec elles franchir des rétrécissements contre lesquels tous autres moyens auraient échoué ; mais est-il utile d'ajouter que la plus grande douceur doit ici, plus que jamais, présider aux manœuvres opératoires ? Le renflement olivaire par lequel doit se terminer la petite bougie de baleine donne à ce sujet une certaine sécurité ; aussi les bougies dont l'extrémité est tout à fait pointue doivent-elles être complètement exclues de la trousse du chirurgien.

Quand on n'est pas arrivé à traverser le rétrécissement dans une première séance, deux cas peuvent se présenter : on a réussi à engager la bougie dans l'intérieur de l'obstacle sans pouvoir le franchir complètement, ou on n'a pu trouver l'orifice du rétrécissement. Si la bougie a pu pénétrer dans une partie seulement du lieu rétréci, ce qu'on peut reconnaître à la sensation de frottement contre des parois indurées et à son défaut de mobilité dans l'urèthre, la conduite à tenir sera simple ; il n'y aura qu'à fixer l'instrument à demeure dans la situation qu'il occupe, et souvent le travail moléculaire produit par le séjour d'un corps étranger suffira pour amener le ramollissement des parties rétrécies et, au bout de quelques heures, on pourra faire progresser l'instrument et dépasser l'obstacle. Si la bougie n'a pu être introduite dans la lumière du rétrécissement, le mieux sera de la retirer et de remettre les explorations à un autre moment ; en la laissant à demeure on irriterait la muqueuse uréthrale sans aucun bénéfice pour le patient.

Mais une fois l'urèthre franchi, et quelle que soit l'opinion qu'on se fasse sur la modification apportée dans la texture d'un rétrécissement par le séjour d'un corps étranger, il est un point sur lequel nous désirons vivement attirer l'attention. C'est que cette modification est assez profonde, même au bout de vingt-quatre heures, pour permettre de passer un gros cathéter dans un orifice qui la veille ne se laissait franchir que par une bougie n° 6 ou 7. Le fait est sans doute connu depuis longtemps, mais la particularité sur laquelle nous insistons, c'est que la modification produite est rapidement considérable et que d'un rétrécissement dur et fibrineux elle fait pour ainsi dire un rétrécissement élastique.

C'est donc en mettant cette élasticité à profit, au moyen d'instruments convenables, qu'on peut arriver à passer très rapidement des bougies volumineuses dans l'urèthre.

La succession des phénomènes différents qui se présentent, depuis l'instant de l'introduction de la bougie jusqu'à celui où on la retire, est la suivante. Peu après la pénétration de la bougie, on peut constater qu'elle est plus fortement serrée qu'au moment où on lui a fait franchir l'obstacle ; ce resserrement est le produit de la contraction des parties musculaires de l'urèthre. Cette contraction d'origine réflexe est produite par l'irritation que cause le passage de la bougie et par le séjour même de ce corps étranger. Mais bientôt la contractilité musculaire s'épuise sous l'influence de l'effort, et le travail de résorption commence. On voit alors quelques gouttes d'urine se frayer un chemin entre la bougie et les parois uréthrales. Ce passage de l'urine qui ne se fait guère qu'au bout de deux ou trois heures, quelquefois plus, doit être regardé comme très favorable ; car en dehors même du soulagement qu'il procure au malade quand il y a rétention, il contribue encore d'une façon mécanique à activer le travail de dilatation. Dans quelques cas, la miction ne peut se faire entre la bougie et les parois uréthrales ; le malade est alors obligé de retirer sa bougie pour pouvoir uriner ; c'est là une complication fâcheuse, en ce qu'elle interrompt le travail de résorption des tissus morbides qui était entrain de s'accomplir. On pourra cependant, en pareille circonstance, chercher encore à profiter du commencement de ramollissement, dû au séjour même peu prolongé de la bougie, pour arriver à passer, lentement il est vrai, des instruments de plus en plus volumineux jusqu'à ce qu'on puisse introduire une petite sonde qu'on laissera à demeure pendant vingt-quatre heures et par laquelle l'urine pourra s'échapper. On peut encore tenter d'introduire une bougie d'un diamètre inférieur à celui de l'orifice rétréci, la miction deviendra possible, et le travail de désorganisation du rétrécissement n'en continuera pas moins, car il n'est pas nécessaire pour que cet effet se produise que le calibre de la bougie soit égal à celui de l'orifice du rétrécissement; la simple présence du corps étranger est suffisante.

Quelquefois cependant, mais exceptionnellement, surviennent des spasmes douloureux, et un ténesme vésical plus ou moins intense tourmente le patient, qui souvent alors est d'un tempérament nerveux et irritable ou souffre depuis longtemps. Quand de semblables complications se produisent, c'est que généralement la bougie conductrice a été trop enfoncée; on doit alors la tirer un peu au dehors pour que sa pointe ne vienne plus titilller la muqueuse vésicale, et presque toujours ainsi elle sera bien supportée.

Si ce moyen était insuffisant, il n'y aurait qu'à enlever complètement la bougie et à renoulever les introductions le lendemain, le surlendemain, jusqu'à ce que la sensibilité trop vive de l'urèthre soit complètement émoussée. Dans quelques autres cas également rares, il peut survenir un léger accès de fièvre uréthrale; si la complication se traduit par un simple malaise, il sera inutile d'enlever la bougie; si au contraire l'accès est plus fort, elle devra être retirée immédiatement. On prendra encore en considération, pour la conduite à tenir, la difficulte qu'on aura éprouvée à faire pénétrer la bougie conductrice : si on a eu beaucoup de peine, si on n'est arrivé à un bon résultat qu'après des tentatives longues et répetées, on ne devra se résoudre à enlever la bougie qu'à la dernière extrémité, car on aura peut-être autant de mal à passer la seconde fois que la première.

Aussi en tenant compte de ces faits, bien connus de tous ceux qui pratiquent fréquemment des opérations sur les voies urinaires, pensons-nous que quand on se trouve en présence de cathétérismes difficiles, on doit toujours se servir de bougies armées, c'est-à-dire de bougies sur lesquelles il est possible de visser soit les cathéters de M. le professeur Le Fort, soit le divulseur de Voillemier, soit un uréthrotome de Maisonneuve ; on peut réellement dire alors que le rétrécissement une fois franchi, on en est le maître, puisqu'on n'a plus que l'embarras du choix de la méthode opératoire, suivant les circonstances qui peuvent se présenter et les indications fournies par la marche de la maladie.

2e Temps. — *De l'introduction des cathéters métalliques.*

Mais supposons que tout ait bien réussi, que la bougie conductrice ait été facilement introduite et que le malade l'ait gardée pendant vingt-quatre heures, urinant de plus en plus facilement à mesure que le temps augmentait.

Le moment est venu d'introduire les cathéters et de distendre le rétrécissement autant que le permettront les changements apportés dans la consistance de son tissu. On commence donc par faire exécuter à la bougie conductrice quelques mouvements de va-et-vient pour constater qu'elle chemine bien librement dans la stricture uréthrale, qu'elle est pour ainsi dire libre dans le rétrécissement ; on s'assure encore une fois de la solidité de l'ajutage métallique, et on peut commencer l'opération proprement dite. Cependant si on ne trouvait pas la bougie suffisamment mobile dans le rétrécissement on devrait, avant de continuer le traitement, la laisser à demeure vingt-quatre heures de plus.

Tous ces détails strictement exécutés, on prend le cathéter n° 1 qu'on visse sur la bougie conductrice : pour exécuter cette manœuvre, on fait abaisser les cuisses du patient de telle façon que le pavillon de l'instrument ne vienne pas les heurter, et on a soin également de faire élever le bassin du malade, ce qui rend la tâche plus facile. On s'assure ensuite, par de petites secousses, et cette précaution est des plus importantes, que le cathéter est solidement vissé sur la bougie.

Pour procéder à l'introduction de l'instrument métallique, le malade étant couché sur le bord d'un lit assez élevé, on se place à sa droite, puis on saisit la verge de la main gauche entre le pouce et l'index, et on exerce sur elle une traction très modérée. Prenant ensuite le cathéter de la main droite, en posant deux ou trois doigts sur la tige de l'instrument et le pouce sur le pavillon, on commence à l'enfoncer lentement. Le cathéter doit d'abord être tenu parallèlement à l'aine droite du malade et s'écarter faiblement de la ligne horizontale.

Tout en faisant progresser le cathéter dans l'urèthre, on en ramène le pavillon jusque sur la ligne blanche, en lui faisant ainsi décrire en quelque sorte un demi-tour de maître. Quand le pavillon est amené sur la ligne blanche, les doigts de la main droite abandonnent la tige de l'instrument, et le pouce, restant seul appliqué sur le pavillon, sert seulement à maintenir le cathéter et à le diriger, son propre poids devant suffire à le faire avancer dans l'urèthre. Quand la partie courbe a complètement disparu, on relève lentement l'instrument, en exerçant sur la verge avec le pouce et l'index de la main gauche une traction un peu plus forte, et le pavillon seulement guidé par le pouce de la main droite décrit un grand arc de cercle dans le plan médian. On est étonné de la facilité avec laquelle l'urèthre est franchi, et la main se sent pour ainsi dire entraînée, sans qu'on ait presque la sensation d'un obstacle vaincu.

Quand le pavillon est abaissé, le bec du cathéter est arrivé dans la vessie ; on imprime alors à l'instrument deux ou trois mouvements de va-et-vient pour rendre la dilatation plus efficace. On retire ensuite le cathéter avec lenteur, comme on le ferait pour une sonde métallique ordinaire, en lui communiquant un mouvement exactement en sens inverse de celui que nous venons de décrire. Quand l'armature de la bougie conductrice apparaît au méat, on la prend entre le pouce et l'index de la main gauche, et on dévisse le cathéter n° 1 que l'on remplace par le cathéter n° 2, qu'on fait pénétrer comme précédemment. Dans la grande majorité des cas, on n'éprouve pas à l'introduire plus de peine que pour le n° 1, et après l'avoir fait cheminer complètement à travers l'urèthre, on le remplace par le cathéter n° 3, dont le plus gros diamètre, comme on sait, répond au n° 21 de la filière Charrière. Ici, surtout quand la bougie conductrice n'est restée à demeure que pendant vingt-quatre heures, on peut éprouver une réelle difficulté ; et peut-être un opérateur imprudent serait-il tenté d'employer la force pour faire pénétrer l'instrument métallique. Qu'on s'en garde bien. Si, ce qui est une exception, mais parfois assez commune, on ne pouvait introduire le cathéter n° 3 aussi facilement que les précédents, on devrait le retirer immédiatement et le remplacer aussitôt par une sonde molle n° 10 ou 12, qu'on fera pénétrer avec la plus grande facilité. Le malade gardera cette sonde encore pendant vingt-quatre heures, et le lendemain, en la retirant, on pourra très aisément, sans le moindre effort, faire passer le cathéter n° 2 et le cathéter n° 3. La dilatation immédiate progressive sera alors terminée, et une seule chose devra désormais constituer la préoccupation dominante du chirurgien, c'est de maintenir le résultat acquis. Pour cela, la première indication à remplir est de laisser une sonde à demeure dans la vessie.

TROISIÈME TEMPS. — *De la sonde à demeure.*

On choisit une sonde molle de gomme élastique, neuve autant que possible, ou au moins dont la surface soit parfaitement lisse, et après l'avoir enduite de vaseline, on la glisse dans l'urèthre immédiatement après avoir retiré le gros cathéter. Son introduction est alors des plus faciles. Il est inutile que la sonde soit très volumineuse; les numéros 18 ou 19 sont très suffisants. Le professeur Le Fort recommande de laisser la sonde à demeure deux ou trois jours; dans les observations que nous avons recueillies à l'hôpital Saint-Louis, la sonde n'a été laissée à demeure que pendant vingt-quatre ou trente-six heures au plus, et ce temps a toujours été suffisant.

Quand on retire la sonde, il se fait généralement par le méat un écoulement muco-purulent, le plus souvent de peu d'importance; c'est là un phénomène analogue à ce qui se produit quand on retire la sonde à demeure après l'uréthrotomie interne, mais en général il est moins marqué. Les trois ou quatre jours suivants, il suffit de passer des bougies de plus en plus volumineuses jusqu'à ce qu'on soit arrivé aux numéros 22 et 23, puis on abandonne le malade après lui avoir appris à se sonder. On lui remet alors entre les mains une bougie n° 19 ou 20, qu'il se passera tous les deux jours pendant trois semaines ou un mois, puis deux fois par semaine, puis une fois, enfin une ou deux fois par mois, et la guérison se maintiendra à ce prix.

On le voit donc, la dilatation temporaire doit être le complément obligé de la dilatation immédiate progressive, comme elle l'est du reste de toutes les autres opérations pratiquées sur les voies urinaires dans le but de guérir les rétrécissements ; je veux parler de l'uréthrotomie interne ou de la divulsion.

Mais l'avantage de la dilatation immédiate progressive sur ces deux méthodes est dans la sécurité plus grande qu'elle offre, comparée aux opérations sanglantes, et dans la rapidité des résultats obtenus, qui est telle que le malade, au bout de quelques jours, huit au plus, peut continuer à se soigner lui-même pour assurer sa guérison, tout en reprenant ses occupations habituelles.

La dilatation consécutive au passage des cathéters doit être poussée assez loin, au moins jusqu'à ce qu'on puisse passer facilement une bougie n° 22, soit qu'on ait recours pour la pratiquer à un procédé de dilatation rapide mis en usage par M. Le Fort et que nous décrirons dans une autre partie de ce travail, ou qu'on se serve de l'instrument inventé par le docteur Langlebert, instrument que nous ferons connaître également, et qui peut être d'une grande utilité, en permettant d'obtenir une dilatation très grande sans froisser d'une façon exagérée la muqueuse uréthrale.

S'il existait un rétrécissement congénital ou cicatriciel du méat urinaire, empêchant de passer dans l'urèthre des bougies suffisamment grosses, on devrait sans hésiter débrider le méat; le succès du traitement serait à ce prix.

Mais ici, comme pour toute opération chirurgicale,

quelle que soit sa nature, on devra avant, pendant et après l'opération, s'entourer de précautions hygiéniques qui, en permettant d'éviter certains écueils, hâteront et faciliteront le succès. Voici en quelques mots quels devront être ces soins et ces précautions :

Soins généraux.

Le malade, deux ou trois jours avant le moment choisi pour introduire la bougie conductrice, devra mener une vie très régulière, manger peu, ne boire que de l'eau faiblement rougie et des tisanes légèrement diurétiques, afin que l'urine, devenue plus abondante, n'ait pas une trop grande acidité ; il devra se priver également de mets de haut goût, d'asperges, etc.

S'il existait quelques signes d'irritation du col de la vessie, sans que toutefois il y ait urgence d'intervenir immédiatement, on devrait, avant de commencer tout traitement, chercher à calmer ces symptômes par les moyens antiphlogistiques accoutumés (bains, lavements laudanisés, tisanes délayantes, etc.). On ordonnera encore un bain la veille de l'opération ; on pourra également faire prendre un léger purgatif salin, afin de débarrasser l'intestin et d'éviter autant que possible les garde-robes pendant la durée du traitement.

Si, malgré ces précautions prises, on constatait, avec le papier de tournesol, une acidité exagérée de l'urine, on ordonnerait de l'eau de Vichy.

Mais, disons-le bien vite, tous ces soins, certainement favorables, ne sont pas indispensables au succès de la méthode ; aussi, dans les cas pressants ou quand les difficultés auront été grandes pour franchir un rétrécissement, devra-t-on laisser immédiatement à demeure la bougie qu'on aura eu la chance de faire pénétrer dans l'urèthre et commencer sans retard le traitement.

Dans les trois ou quatre jours que durent les manœuvres opératoires, on se guidera, pour les soins à donner, d'après l'état général et local que présentera le malade : on pourra cependant administrer par précaution, comme on le fait pour l'uréthrotomie interne, une prise, matin et soir, de vingt centigrammes de sulfate de quinine, bien qu'ici la fièvre uréthrale, même très légère, soit moins fréquente qu'après l'uréthrotomie interne. Pendant les quelques jours qui suivront l'enlèvement de la sonde à demeure, on recommandera les mêmes soins hygiéniques que ceux qui avaient été ordonnés avant le traitement, pour éviter d'irriter le col vésical et les parties profondes de l'urèthre par le passage d'une urine trop acide et trop concentrée, et au bout d'une huitaine de jours au plus, le malade, livré à lui-même, pourra reprendre et ses travaux habituels et sa manière de vivre.

CHAPITRE III.

ACCIDENTS POUVANT RÉSULTER DE L'OPÉRATION.

Nous ne saurions mieux commencer cette partie de notre travail qu'en citant textuellement les lignes écrites par M. le professeur Le Fort, sur la dilatation immédiate progressive, dans la 8e édition du Manuel de médecine opératoire de Malgaigne : « Depuis sept ans, dit-il, j'emploie, cette méthode, et je n'ai jamais vu survenir d'accidents, non pas d'accidents mortels ou même sérieux, mais même d'accidents légers pouvant me causer quelque préoccupation ; c'est tout au plus si dans quelques cas exceptionnels j'ai pu observer cet accès de fièvre qu'amène parfois le cathétérisme le plus simple et dont un peu de sulfate de quinine fait justice. »

Ces complications légères peuvent tenir à deux causes différentes : au passage des cathéters, ou au séjour de la sonde à demeure.

1° *Accidents dépendant du passage des cathéters métalliques.*

1° *La douleur.* — La douleur est généralement très modérée ; elle est supportée le plus souvent sans que le patient profère aucune plainte. Nous avons interrogé bien des malades sur l'intensité des phénomènes douloureux qu'ils avaient ressentis, et tous ceux qui avaient déjà été traités antérieurement pour des maladies des voies urinaires, et qui avaient supporté le passage d'instruments métalliques de l'urèthre, sondes ou cathéters Béniqué, nous ont dit que la douleur ressentie n'était pas plus forte que celle que leur avait occasionnée naguère l'introduction d'instruments rigides. Cette douleur, qui ne mérite certainement pas d'être considérée comme une complication, se produit à deux temps différents de l'opération ; peu marquée quand on fait pénétrer le cathéter dans les parties profondes de l'urèthre, elle devient plus vive quand on fait exécuter à l'instrument ces deux ou trois petits mouvements de va-et-vient destinés à rendre la dilatation plus parfaite.

La douleur qui résulte de la dilatation immédiate progressive est certainemant moins intense que celle produite par l'uréthrotomie interne; mais ce qui constitue encore un avantage de cette méthode de dilatation sur la section du rétrécissement avec l'instrument tranchant, c'est que l'appréhension éprouvée par le malade pour la dilatation immédiate progressive n'est pas comparable à l'horreur que lui inspire l'idée qu'on va lui passer une lame tranchante dans l'urèthre. Cet avantage peut paraître de bien maigre importance; il a cependant une réelle valeur, si l'on tient compte du retentissement que l'état moral peut exercer sur l'état physique, surtout quand il s'agit d'une région aussi délicate que celle de l'urèthre, et dont les moindres affections sont, pour beaucoup de gens, un sujet de tourment continuel. On sait même qu'il n'est pas rare de voir des individus dont une première lésion insignifiante de cette muqueuse a suffisamment frappé l'imagination, pour qu'ils se croient toujours souffrants, alors qu'ils sont complètement guéris, et qui se plaignent de mille maux n'existant qu'à l'état de chimère dans leur esprit. Mais cessons cette digression, n'ayant d'ailleurs d'autre but que de montrer qu'il n'est pas sans intérêt, surtout quand il s'agit de l'urèthre, d'éviter l'emploi de moyens capables d'exciter outre mesure la crainte des malades, quand on peut faire usage d'un procédé qui, dans la plupart des cas comme nous espérons pouvoir le démontrer, peut être substitué avantageusement à l'uréthrotomie interne.

De l'écoulement de sang. — Presque toujours, à la suite du passage des cathéters, il s'échappe du méat urinaire quelques gouttes de sang; mais jamais dans les opérations qui ont été pratiquées sous nos yeux, nous n'avons vu le malade perdre plus d'une cuillerée à café de sang pur, et cela exceptionnellement. Aussi, cette perte de quelques gouttes de sang, qui peut survenir même après le cathétérisme le plus simple, ne mérite-t-elle pas, à proprement parler, le nom de complication ; dans bien des cas, on voit à peine quelques petites stries sanglantes qui viennent tacher la surface brillante du cathéter, sans que le linge du malade soit même souillé par une goutte de sang.

Si par exception cependant, ce que nous n'avons jamais vu, cet écoulement sanguin était un peu plus fort que de coutume, l'introduction de la sonde à demeure y mettrait vite un terme.

Ce petit suintement de liquide sanguinolent prouve-t-il, comme le veulent les détracteurs de la méthode, que la dilatation immédiate et progressive du professeur Lefort ne soit qu'une variété de divulsion, et qu' on rompe le rétrécissement au lieu de le dilater ? Nous ne le croyons pas. Pour nous, il est bien certain qu'il ne s'agit ici que d'une éraillure superficielle de la muqueuse, bien moins dangereuse que la plaie profonde, faite par l'uréthrotome, et aussi peu capable en se cicatrisant de donner naissance à un rétrécissement que le serait une éraillure épidermique de produire une bride cicatricielle.

De la fièvre. — Si des accès graves de fièvre uréthrale peuvent survenir à la suite d'un simple cathétérisme, fait dans les meilleures conditions et avec l'instrument le plus flexible, il n'est pas étonnant que nous voyions quelquefois des accès semblables à la suite du passage des cathéters. Mais ajontons que dans toutes les opérations que nous avons vu pratiquer et dans les observations nombreuses que nous avons sous les yeux, nous ne rencontrons de fièvre uréthrale véritablement digne de ce nom, c'est-à-dire avec frisson, chaleur et transpiration abondante, que dans des cas exceptionnels.

Le plus souvent, en effet, on constate seulement le soir même ou dans les deux jours qui suivent l'opération une légère élévation thermique de 2 à 5 dixièmes de degré et qui passe presque inaperçue pour le malade. Quand on a observé un véritable accès de fièvre, il a été unique et a suivi une marche régulière ; une dose légère de sulfate de quinine a toujours suffi pour le maîtriser. C'est pourquoi, comme le fait M. Guyon pour l'uréthrotomie interne, on peut, par surcroît de prudence, donner 25 à 30 centigrammes de sulfate de quinine le matin et le soir pendant les deux ou trois jours que dure le traitement par la dilatation immédiate progressive.

Cystite. — Néphrite. — La cystite du col, caractérisée par des envies plus fréquentes d'uriner, accompagnées de douleurs vives au moment où s'échappent les dernières gouttes d'urine qui quelquefois sont alors teintées de sang, est une complication qui peut s'observer. Toujours en semblable occurrence un traitement antiphlogistique léger a suffi pour arrêter rapidement ces premiers symptômes. Nous n'avons jamais constaté d'accident du côté des reins et même, s'il existait une néphrite déjà ancienne et surtout une cystite chronique avec écoulement muco-purulent abondant se mêlant aux urines, nous pensons qu'à l'instar de l'uréthrotomie interne la dilatation immédiate progressive trouverait ici son indication. Notre collègue et ami M. le Dr Jean a montré dernièrement dans sa remarquable thèse que la plupart des accidents de ce genre étaient occasionnés par une rétention incomplète de l'urine ; le meilleur moyen de les faire disparaître ou au moins de les atténuer est donc de rétablir le plus vite possible le cours normal de l'urine, et le procédé du professeur Le Fort peut sous ce rapport être compté parmi les meilleurs pour arriver à ce but.

De l'épididymite. — Dans les nombreuses observations qui ont déjà été recueillies sur la dilatation immédiate progressive, l'inflammation de l'épididyme a été constatée une fois seulement : cette complication s'est montrée sous une forme grave, mais un traitement approprié a fini par en triompher.

Le lecteur qui voudra bien se reporter à l'observation XVII verra que cette complication d'orchite double avec vaginalite suppurée ne s'est produite que deux jours après l'introduction des cathéters métalliques et immédiatement après le passage successif de nombreuses bougies dans l'urèthre; elle est donc plutôt imputable à cette dernière manœuvre qu'à la dilatation immédiate progressive proprement dite.

Complications diverses. — Il est inutile de signaler ici l'infection purulente comme une complication possible; il n'y a pas de plaie faite à l'urèthre, il n'y a donc pas de raison pour qu'elle se produise. Enfin jamais nous n'avons vu ni abcès multiples, ni arthrites, ni pneumonies ou pleurésies survenir à la suite du passage des cathéters. Comme dans ce procédé de traitement on ne fait que dilater rapidement l'urèthre sans le rompre, on comprend que l'infiltration urineuse, les abcès urineux par infiltration lente de l'urine dans les tissus péri-uréthraux doivent être bannis du nombre des complications. Jusqu'à présent du reste ils n'ont jamais été observés.

Complications tenant à la sonde à demeure. — Si le séjour d'une sonde à la suite de l'uréthrotomie interne, alors que l'urèthre est divisé sur une étendue plus ou moins longue, n'occasionne généralement pas d'accident, on comprendra facilement que cette sonde soit encore mieux supportée quand le canal de l'urèthre est intact et qu'il existe tout au plus une érosion superficielle de la muqueuse.

L'irritation produite fatalement dans l'urèthre par le séjour d'un corps étranger s'est toujours traduite au dehors, au moins dans les cas que nous avons observés ou qui nous ont été communiqués par M. le professeur Le Fort, par des symptômes bénins n'ayant jamais inspiré la moindre inquiétude.

Parmi les effets produits par la sonde à demeure, on peut signaler l'uréthrite, mais dont la forme est légère et de courte durée. Presque toujours en effet, quand on retire la sonde, on constate qu'elle est recouverte, surtout sur la partie qui était en rapport avec le rétrécissement, d'un enduit grisâtre formé de globules purulents. Dans les deux ou trois jours qni suivent, on observe un petit écoulement blennorrhéique qui va en s'atténuant et finit par disparaître au bout de peu de temps. Quelquefois il y a pendant les premiers jours des douleurs modérément vives, pendant la miction, mais tout cela est passager et de peu d'importance.

Souvent encore les symptômes inflammatoires déterminés par le séjour de la sonde peuvent se réduire à un écoulement de mucus transparent, glaireux, ayant la consistance du blanc d'œuf et qui agglutine les lèvres du méat. Généralement la sonde à demeure est bien supportée; cependant on observe parfois des phénomènes d'irritation du côté du col de la vessie. Cela tient à ce que la sonde a été enfoncée trop profondément ; son extrémité vient alors irriter la muqueuse vésicale, ce qui peut déterminer des contractions réflexes assez vives. Aussi devra-t-on pour l'introduction de la sonde à demeure suivre la pratique recommandée par M. le professenr Guyon : on commence par faire pénétrer la sonde dans la vessie, on la retire ensuite lentement jusqu'à ce que l'urine cesse de couler ; les yeux de l'instrument ont alors dépassé le col vésical et sont obturés par la muqueuse de la portion prostatique de l'urèthre. On est donc sûr que l'instrument n'est pas trop enfoncé, et dans ces conditions il sera bien supporté. Quand le malade sentira le besoin d'uriner, il n'aura, après avoir retiré le fosset qui obture l'orifice extérieur de la sonde, qu'à enfoncer celle-ci jusqu'à ce que l'urine s'écoule ; puis, la miction terminée, il ramènera l'instrument un peu en avant dans la situation qu'il occupait tout d'abord. Si, ce que nous n'avons jamais vu, les douleurs devenaient excessives, il n'y aurait qu'à retirer la sonde ; cela ne présenterait du reste aucun inconvénient, car il n'y a pas de plaie faite à l'urèthre, il ne peut donc y avoir d'infiltration urineuse ; on pourrait continuer ensuite le traitement par la dilatation lente en se servant d'autres procédés que nous décrirons dans la suite.

Ce court aperçu des complications possibles de la dilatation immédiate et progressive montre combien cette opération est inoffensive et que non seulement il n'y a jamais de complications graves pouvant inspirer quelque inquiétude, mais que même les complications légères sont rares. Cette dilatation est donc à l'abri de tout reproche pour ce qui est du danger de l'opération, et si l'on réfléchit que, dans presque tous les cas, elle peut remplacer l'uréthrotomie interne, voire même si le malade le désire, la dilatation temporaire, qu'elle peut par conséquent être considérée à bon droit comme une méthode générale de traitement des rétrécissements de l'urèthre, dont le manuel opératoire si simple est à la portée de tous ; on se rendra facilement compte des services qu'elle est appelée à rendre et de l'intérêt qu'il y a à la faire connaître ; heureux si nos faibles efforts peuvent y suffire.

CHAPITRE IV.

INDICATIONS ET CONTRE-INDICATIONS DE LA DILATATION IMMÉDIATE PROGRESSIVE.

Bien que nous envisagions la dilatation immédiate progressive comme une méthode à peu près générale de traitement des rétrécissements de l'urèthre, nous devons admettre cependant qu'elle ne convient pas également dans tous les cas ; qu'inutile dans un certain nombre, c'est-à-dire pouvant être remplacée par d'autres procédés moins assujétissants pour le malade, elle peut dans d'autres circonstances, où il y a péril en la demeure, où une intervention immédiate est absolument nécessaire, être inférieure à l'uréthrotomie interne. Cette méthode de traitement, comme l'uréthrotomie interne, comprend donc des indications et des contre-indications que nous allons énumérer en détail.

1° DES INDICATIONS.

Comme l'a déjà fait M. Reverdin pour l'uréthrotomie interne, nous les diviserons en deux classes :

a. Celles qui sont fournies par le rétrécissement lui-même.

b. Celles qui sont tirées des complications du rétrécissement.

a. Indications fournies par le rétrécissement lui-même.

1° *Rétrécissements étroits.* — Une des indications les plus positives de l'emploi de la dilatation immédiate progressive est fournie par le degré d'étroitesse du rétrécissement et la plus ou moins grande difficulté qu'on aura eu à le franchir. Quand un rétrécissement est étroit, qu'il est ancien, que ses parois sont indurées, souvent même quand il n'y a pas de complications, la dilatation temporaire sera impuissante à lutter contre lui, ou des accidents surviendront qui forceront à en suspendre le cours. Mais admettons même qu'avec beaucoup de patience du côté de l'opérateur et de persévérance de la part du malade, on arrive au bout d'un temps souvent fort long à un résultat appréciable, la dilatation immédiate progressive ne serait-elle pas encore préférable ?

On nous dira bien que le temps ne fait rien à l'affaire, puisqu'en employant la dilatation temporaire, le malade peut vaquer à ses occupations et continuer à mener son train de vie habituel. Cela n'est pas exact, car quand un homme est atteint d'un rétrécissement de l'urèthre, qu'il n'urine que goutte à goutte, sur ses pieds, selon l'expression vulgaire, nous croyons qu'il est toujours dangereux de laisser cet état de chose persister.

Que pour une cause ou une autre, une fatigue, un excès de table etc., la muqueuse uréthrale vienne à se tuméfier légèrement, que rendue plus irritable, elle provoque par action réflexe une contraction spasmodique des fibres musculaires, voilà une rétention d'urine avec son cortège d'atroces douleurs et quelquefois de complications graves.

Le malade atteint de rétrécissement étroit de l'urèthre est donc toujours en imminence morbide, et c'est là un état qu'on ne peut laisser subsister sans danger. Dans ces conditions, la dilatation immédiate progressive est appelée à rendre de réels services, car elle permet, le plus souvent en vingt-quatre heures seulement, de rendre au canal de l'urèthre son calibre normal, et cela sans rompre l'obstacle, sans lui faire une incision linéaire, simplement en le modifiant et en profitant autant que possible du ramollissement des tissus et de la cessation du spasme produit par le séjour prolongé d'une fine bougie.

Les résultats obtenus par la dilatation immédiate progressive, dans le traitement des rétrécissements très étroits de l'urèthre, nous ont toujours paru extrêmement favorables; on pourra s'en convaincre par la lecture de l'observation suivante.

Observation I (personnelle).

(Recueillie à l'hôpital Saint-Louis, service de M. Péan).

Rétrécissement très étroit de l'urèthre et difficile à franchir. Ponction de la vessie. Dilatation immédiate progressive.

Le nommé V... (Auguste), âgé de 31 ans, entre à l'hôpital Saint-Louis, salle Saint-Augustin, lit n° 5, le 4 mai 1879, à 9 heures du soir.

Le malade a contracté une blennorrhagie, il y a six ans; assez peu soucieux de sa santé, il s'est soigné fort négligemment et depuis lors il a une blennorrhée pour laquelle il n'a jamais suivi aucun traitement.

Des troubles du côté de la miction commencèrent à se manifester il y a deux ans; à des intervalles variables, le plus souvent après des excès de tous genres, V... souffrait d'une dysurie assez forte, qui quelquefois même allait jusqu'à la rétention d'urine complète, mais passagère.

Le traitement en était simple pour le malade; il prenait un bain, urinait dedans, restait deux ou trois jours au repos et ne songeait plus qu'à reprendre sa vie habituelle.

Malheureusement pour lui, dans l'occasion actuelle, son traitement favori n'eut pas le succès accoutumé. Après des excès de table et le reste, il fut pris le 4 mai à 9 heures du matin d'une rétention d'urine et il arrivait le soir à l'hôpital à 9 heures en proie à de véritables tortures.

L'interne de garde, après des tentatives multipliées de cathétérisme faites avec des bougies filiformes en gomme élastique, ne put arriver à en faire pénétrer une jusque dans la vessie; il se décida sur-le-champ, devant la gravité des symptômes, à pratiquer à 10 heures du soir une ponction capillaire de la vessie et retira ainsi un peu plus d'un litre d'urine.

Le malade se sentit bientôt soulagé, et cette évacuation vésicale ayant sans doute amené une détente dans l'état inflammatoire de la muqueuse uréthrale et de celle du col vésical, ou la cessation d'un état spasmodique, la miction put se faire quoique péniblement dans le courant de la nuit.

5 mai. A la visite du matin nous trouvons le malade assez soulagé, la vessie ne remonte pas très haut au-dessus du pubis, il n'y a pas de fièvre, en un mot les choses sont en bon état.

On essaie alors d'introduire une fine bougie dans l'urèthre et on parvient à en faire pénétrer une du n° 5 après des tentatives ayant duré au moins quinze minutes. On fixe cette bougie et on la laisse à demeure.

Pendant la journée la miction est assez difficile; vers le soir cependant elle peut se faire assez librement pour qu'on ne constate pas d'augmentation de volume de la vessie.

La nuit est calme, elle se passe sans douleurs et sans mouvement fébrile.

Le 6. On remarque que la bougie conductrice, qui la veille était très serrée dans le rétrécissement, a acquis une grande mobilité et qu'on peut très facilement lui communiquer des mouvements de va et vient. On visse alors sur la bougie et on passe successivement dans l'urèthre les cathéters correspondant aux nos 2, 3 et 4 (la série dont on se sert à l'hôpital Saint-Louis comprend quatre cathéters correspondant aux nos 12, 15, 18, 21 de la filière française).

La douleur est modérée et assez bien supportée par le malade qui est doué cependant d'une sensibilité assez vive. Le dernier cathéter seulement est retiré teinté d'un peu de sang. On introduit ensuite une sonde n° 18 qu'on laisse à demeure.

Le 7. La sonde à demeure a produit dans la seconde moitié de la nuit quelques petits picotements qui se sont surtout fait sentir au niveau du gland. On passe facilement après avoir retiré la sonde une bougie de gomme n° 19, qui est retirée au bout de vingt minutes.

Le 8. L'écoulement uréthral a un peu augmenté, mais l'urèthre n'est nullement douloureux ; la miction se fait très bien et le malade a un jet d'urine que, d'après son dire, il n'avait vu déjà depuis bien longtemps.

Nous le faisons se sonder lui-même devant nos yeux et il passe facilement une bougie n° 19.

Le 9. On passe sans difficulté les bougies n°s 20 et 21 et le malade quitte l'hôpital avec recommandation de se passer tous les deux jours la bougie n° 19 qu'on lui laisse entre les mains.

Nous avons revu cet homme une vingtaine de jours après sa sortie de l'hôpital ; il passait régulièrement sa bougie, il avait repris dès le 10 mai ses occupations et était venu simplement nous consulter pour son écoulement uréthral ; nous lui avons conseillé une injection légèrement astringente au sulfate de zinc, et depuis nous l'avons perdu de vue.

2° *Rétrécissements étroits et très difficiles à franchir, autrefois dits infranchissables.* — Si pour traiter un rétrécissement étroit de l'urèthre, la dilatation immédiate progressive est indiquée comme un moyen sûr d'éviter les graves éventualités de l'avenir, à plus forte raison quand on a éprouvé de grandes difficultés à franchir un obstacle uréthral, doit-on avoir recours à ce procédé.

Quand on a été assez heureux pour traverser un rétrécissement, après des tentatives laborieuses et multipliées, il serait en effet de la dernière imprudence de retirer immédiatement ou au bout de quelques minutes la fine bougie qu'on a pu faire passer dans l'urèthre. Rien ne prouve en effet que le lendemain, malgré toute l'habileté et la patience voulues, on puisse arriver au même résultat.

Les médecins habitués à la pratique des maladies des voies

urinaires connaissent si bien les hasards du cathétérisme dans des cas analogues, qu'ils laissent toujours la bougie à demeure dans l'urèthre pendant vingt-quatre heures, se réservant d'employer dans la suite la méthode de traitement qu'ils jugeront la plus convenable.

La dilatation immédiate progressive offrant ici, comme dans les cas précédents, une innocuité presque complète en même temps qu'une action sûre et prompte, nous paraît devoir être préférée.

3° *Rétrécissements cicatriciels.* — Les rétrécissements qui succèdent à des déchirures ou ruptures uréthrales sont regardés et avec raison comme les plus rebelles à la dilatation ; aussi l'uréthrotomie interne est-elle généralement considérée comme le seul mode de traitement à leur appliquer.

La dilatation immédiate progressive peut cependant encore réussir et l'observation suivante tirée de la thèse de M. Janicot le prouve, dans un cas où il s'agissait, à vrai dire, d'un rétrécissement cicatriciel de date récente.

Observation II.

Rupture de l'urèthre. Rétrécissement consécutif.

B... (Antoine), âgé de 31 ans, gazier, entré le 25 avril 1876, 2e pavillon, Beaujon, service de M. Le Fort. Jamais de blennorrhagies.

Le 24 avril, veille de l'entrée à l'hôpital, il travaillait sur un échafaudage; une planche manqua sous ses pieds et il tomba de la hauteur d'un mètre environ à cheval sur la planche placée de champ.

Il ressentit une douleur très vive, tomba à terre et resta quatre à cinq minutes étendu avant de pouvoir se relever. Il n'y a cependant pas eu perte complète de connaissance.

En se relevant le malade ressentit comme un violent besoin d'uriner; il rendit par l'urèthre environ un verre de sang, sans efforts de miction. Après avoir rendu ce sang, il éprouva un certain soulagement. L'écoulement sanguin continua goutte à goutte jusqu'à deux heures du matin environ. (L'accident était arrivé à 5 heures et demie du soir). Sur les 2 ou 3 heures du matin, le malade eut besoin d'uriner, mais pendant une demi-heure il fit des efforts inutiles pour y parvenir. Enfin il rendit ainsi un caillot de sang, puis de l'urine très rouge mêlée de sang, mais ce n'était plus du sang pur. Il rendit ainsi un demi-litre d'urine environ. La douleur fut très vive, surtout au début de la miction; cette douleur était ressentie au-dessus des parties, au périnée. Après cette miction l'hémorrhagie s'arrêta.

Le 25. Il entre à l'hôpital.

Deuxième miction à 10 heures et demie du matin, peu douloureuse, environ un verre d'urine mêlée à du sang.

Le soir à 5 heures, le malade est dans l'état suivant :

Pas de frisson; état général bon ; l'appétit est conservé.

Etat local. — Ecchymose au niveau de la face postérieure du scrotum, de la largeur de la paume de la main, s'étendant sur le périnée. Pas d'infiltration d'urine. Pas de tuméfaction notable au périnée. Légère induration au niveau du bulbe. Petit caillot sanguin au méat. Pas de rétention d'urine.

Introduction d'une bougie n° 8. La bougie est arrêtée au niveau du bulbe. Au moment où on la retire, hémorrhagie légère ; au moment également où la bougie arrive au niveau du bulbe, le malade a une vive douleur.

L'hémorrhagie déterminée par le cathétérisme s'arrête rapidement.

Le 26. Il a passé une bonne nuit. Pas de fièvre, un demi-litre d'urine sanguinolente rendue dans la nuit. On peut introduire une fine sonde n° 9 qui est laissée à demeure.

Le 27. Le malade a uriné avec la sonde. Plus d'écoulement sanguin. Pas de fièvre.

Le 28. Léger écoulement muco-purulent par le méat.

Le 29. Le malade a de la fièvre. Céphalalgie. Pas de frissons. Vomissements dans la nuit.

Le 30. Le malade a toujours de la fièvre. Céphalalgie. Langue sèche couverte d'un léger enduit jaunâtre adhérent. La verge est légèrement tuméfiée. Hier, pendant des efforts de vomissements, une certaine quantité de sang s'est écoulée par le méat. Induration sur le trajet de l'urèthre au niveau de la naissance des bourses, du volume d'une amande environ : on laisse la sonde n° 9 à demeure. T. A. soir : 41°. Sulfate de quinine, 0,60 centigrammes.

5 mai. Légère amélioration.

Le 10. Le malade va tout à fait bien. On lui passe des sondes filiformes bien qu'avec un peu de difficulté, puis des sondes plus grosses qu'il ne peut endurer. Son jet d'urine n'est point faible. Il ne souffre pas en urinant.

Il veut quitter l'hôpital. On a bien de la peine à l'y retenir.

Le 15. Il rejette par le canal de l'urèthre un flot de pus bien lié, un peu blanchâtre, et éprouve un soulagement subit.

Le pus continue à couler pendant deux jours, puis la sécrétion se tarit.

Le malade reste en repos pendant six à sept jours, et ce n'est que le 24 mai qu'on lui passe de nouveau une petite bougie n° 6. Il la garde une journée.

Le 25. M. Le Fort lui passe une de ses bougies spéciales. A cette époque la miction se faisait sans douleurs, mais le jet était tortillé et petit.

Le lendemain 26, M. Le Fort visse ses cathéters dilatateurs sur la bougie et franchit successivement le rétrécissement avec les trois numéros. Pas d'hémorrhagie.

Les 27 et 28. On passe des bougies jusqu'au n° 23, par le procédé de dilatation rapide.

Le malade sort le 29 mai, muni d'une sonde n° 18, et urinant largement. Il n'a pas eu de fièvre.

4° *Rétrécissements péniens.* — Nous pensons qu'on peut encore arriver par la dilatation immédiate progressive à guérir ces rétrécissements contre lesquels la dilatation simple échoue le plus souvent. On fera bien, en tenant compte de la résistance que ces rétrécissements présenten à la dilatation, de se servir d'une série de 5 ou 6 cathéters qu'on vissera successivement sur la bougie conductrice au lieu de n'en employer que trois.

Les différences de grosseur entre chaque cathéter seront ainsi moins marquées et on risquera moins d'être tenté de faire entrer de force un cathéter trop volumineux ; aussi, dès qu'on sentira une résistance un peu forte au passage d'un cathéter, devra-t-on l'enlever immédiatement pour le remplacer par une sonde à demeure d'un numéro inférieur, et tenter de nouveau de l'introduire le lendemain et ainsi de suite jusqu'à ce qu'on ait épuisé toute la série. L'observation X. recueillie par notre collègue et ami M. Barthélemy est une preuve évidente de l'efficacité de la dilatation immédiate progressive contre les rétrécissements péniens.

5° *Rétrécissements irritables, rétrécissements spasmodiques, rétrécissements élastiques.* — La dilatation temporaire n'est pas toujours également bien supportée, et il n'est pas très rare de voir apparaître des accidents assez graves quand on est arrivé à passer dans l'urèthre d'un malade des bougies n° 10 à 13 de la filière française. Peu de temps après que le chirurgien a retiré la bougie, surviennent des accidents de dysurie et même de rétention complète d'urine avec leur cortège habituel de symptômes. Des bains un traitement antiphlogistique approprié suffisent le plus souvent à mettre un terme à ces accidents ; mais ceux-ci reparaîtront dès qu'on fera de nouvelles tentatives de cathétérisme ; aussi M. Reverdin a-t-il conseillé de pratiquer l'uréthrotomie interne dans des cas semblables.

Nous n'avons jamais observé cette variété de complication dans le cours du traitement par la dilatation immédiate progressive, et ce fait peut d'ailleurs trouver une explication facile. Le meilleur moyen, et l'expérience est là pour le prouver, de calmer une sensibilité exagérée de l'urèthre est d'y fixer une bougie à demeure ou de répéter fréquemment le cathétérisme en laissant la bougie séjourner aussi longtemps que possible. On évite ainsi de renouveler l'impression irritante déterminée par le passage de la bougie, et, le séjour du corps étranger épuisant au bout de peu de temps la contractilité réflexe des parties musculaires de l'organe, il n'est pas étonnant qu'on ne rencontre pas de rétrécissements irritables en faisant usage de la dilatation immédiate progressive.

Le spasme uréthral, qu'il existe seul, ce qui est rare, ou qu'il complique un rétrécissement, pourra être également combattu avec avantage par la dilatation immédiate progressive, qui agira d'une façon assez analogue, toutefois avec la violence en moins, à la dilatation brusque dans le cas de fissures à l'anus avec contraction spasmodique et douloureuse du sphincter.

Il est encore une autre variété de rétrécissements décrits par les Anglais sous le nom de rétrécissements élastiques (resilient stricture). La dilatation se fait avec la plus grande facilité, mais le rétrécissement a une déplorable tendance, une fois la bougie enlevée, à revenir sur lui-même. En pareille circonstance, si le rétrécissement est très étroit au début, la dilatation immédiate progressive pourra lui être appliquée ; mais le point important sera de pousser la dilatation aussi loin que possible, et de ne pas hésiter à débrider le méat si cela est reconnu nécessaire pour passer de volumineux cathéters d'étain.

Nous croyons qu'on pourra se dispenser ainsi d'avoir recours à l'uréthrotomie interne conseillée par M. Reverdin, et dont les résultats, d'après l'aveu même de l'auteur, ne sont pas toujours très heureux en pareille circonstance.

6. — *Indications tirées des complications du rétrécissement.*

La plupart des complications qui surviennent chez les malades atteints de rétrécissement uréthral tiennent à la difficulté qu'éprouve l'urine à s'écouler au dehors, à sa stagnation prolongée derrière le rétrécissement et dans la vessie, où quelquefois elle se décompose et intoxique lentement le malade par résorption.

Tout moyen qui permettra donc de rétablir rapidement le cours normal des urines trouvera ici son indication spéciale. Supprimez la cause, c'est-à-dire la rétention partielle de l'urine, et vous en supprimerez également les conséquences pathologiques.

L'uréthrotomie interne est la forme de traitement le plus généralement adopté dans des cas semblables, car elle permet d'ouvrir immédiatement une large voie à l'écoulement de l'urine. Nous espérons cependant démontrer que très souvent la dilatation immédiate progressive, tout en agissant un peu moins vite, peut rendre des services analogues avec l'avantage de faire courir au malade moins de dangers. Presque toujours, quand la bougie conductrice a séjourné 24 heures dans l'urèthre, on peut passer des cathéters répondant aux n°s 15 ou 18 de la filière française; rien n'empêche alors de les remplacer par une sonde à demeure d'un numéro un peu moindre, et on se trouve ainsi à peu près exactement dans les conditions de l'uréthrotomie interne, sans avoir fait cependant une longue plaie au canal de l'urèthre.

Nous allons passer rapidement en revue ces diverses complications, car si quelques-unes constituent une indication formelle pour l'emploi de la dilatation immédiate progressive, d'autres doivent la faire proscrire.

1° *Dilatation de la partie de l'urèthre située en arrière du rétrécissement, incontinence d'urine, rétention incomplète.* — Ces désordres sont généralement les premiers de ceux qui forment le cortège habituel des rétrécissements. Si les lésions ne sont qu'au début, si le rétrécissement est peu étroit, la dilatation temporaire pourra suffire dans quelques cas à rendre assez vite au canal de l'urèthre son calibre normal et à éviter ainsi des complications plus graves. Mais si le rétrécissement, ce qui est la règle, est très étroit, si la dilatation de la portion de l'urèthre qui est en arrière de l'obstacle forme une poche urinaire remontant assez haut pour déterminer une incontinence d'urine, c'est au plus vite qu'il faut remédier à cet état pathologique, et la dilatation immédiate progressive trouve par conséquent une de ses indications les plus nettes. Elle a en effet ici deux avantages sur l'uréthrotomie interne ; elle est moins dangereuse et la durée totale du traitement est moins longue. Si la stagnation de urine dans le bas-fond de la vessie avait déterminé la production d'un catarrhe vésical sans symptômes inflammatoires marqués, cette lésion ne serait pas une contre-indication à l'emploi du procédé du professeur Le Fort.

2° *Fausses routes, abcès urineux, fistules urinaires.* — Un malade atteint de rétrécissement de l'urèthre est pris, sous l'influence du froid ou d'un excès quelconque, de rétention d'urine ; il fait appeler un médecin qui, malheureusement peu exercé à la pratique des maladies des voies urinaires, et voulant à tout prix se tirer à son honneur de l'opération qu'il a entreprise et pénétrer dans la vessie, oublie les conseils de prudence si sagement recommandés par les maîtres et fait une fausse route ; c'est là un accident qui ne s'observe que trop fréquemment.

Quand on est appelé auprès d'un malade en pareille circonstance, on doit chercher à introduire avec tous les ménagements possibles une fine bougie dans l'urèthre, et si on est assez heureux pour éviter le mauvais chemin, pour faire arriver l'instrument jusque dans la vessie, il faut bien se garder de le retirer. On doit laisser la bougie à demeure, car en mettant le malade dans un bain il ne tardera pas ainsi à uriner. Si les tentatives n'étaient pas heureuses, mieux vaudrait faire une ponction capillaire de la vessie, opération inoffensive, comme nous l'avons déjà fait remarquer, que de risquer de pratiquer de nouvelles fausses routes ou d'irriter trop longtemps par des efforts répétés la muqueuse uréthrale, qui tolère mal les offenses instrumentales et réagit quelquefois contre elles d'une façon si grave.

Mais supposons que, malgré l'existence d'une fausse route, on soit arrivé à faire le cathétérisme avec une fine bougie conductrice, quel devra être le traitement consécutif? La logique le proclame ici impérieusement : un mauvais chemin est créé, il n'y a donc pas de plus sûr moyen pour l'éviter que de n'engager un nouvel instrument que sur un conducteur pénétrant déjà jusque dans la cavité vésicale : on sera certain d'être ainsi dans la bonne voie. L'existence de fausses routes constitue donc une des plus pressantes indications de la dilatation immédiate progressive.

Mais si un instrument mal dirigé et avec trop de force peut déchirer l'urèthre en avant du rétrécissement, cette rupture peut se faire spontanément en arrière de l'obstacle ; elle est produite par l'amincissement des parois et le travail ulcératif causés par le séjour prolongé de l'urine. Deux choses peuvent alors se produire : ou il n'y a qu'une petite fissure à peine perméable faite à la muqueuse et l'urine s'infiltrant lentement dans le tissu cellulaire détermine la formation d'un de ces phlegmons urineux chroniques si bien décrits par Voillemier ; ou l'urine envahit brusquement tout le tissu cellulaire de la région pour s'étendre ensuite bien plus loin, et il y a infiltration rapide d'urine.

Dans le premier cas, quand il s'agit de phlegmons urineux chroniques constitués surtout par une petite masse très indurée, sans réaction inflammatoire, que faut-il faire ? Ici la première indication à remplir sera encore de faire disparaître le plus rapidement possible l'obstacle au cours de l'urine, cause de tout le mal, et nous pensons, bien que nous n'ayons pas d'observation de ce genre, que la dilatation immédiate progressive, faite avec ménagement, doit encore être préférée à l'uréthrotomie interne. Si des symptômes inflammatoires marqués annonçaient la période de suppuration de la tumeur urineuse, l'abcès urineux devrait être incisé et traité jusqu'à ce que toute tendance à l'inflammation ait disparu ; on pourrait seulement alors combattre le rétrécissement par le procédé de M. le professeur Le Fort.

Quand il y a une infiltration rapide de l'urine, la conduite à tenir est toute différente : nous y reviendrons dans la suite.

Mais les abcès urineux, les infiltrations d'urine donnent souvent lieu à des fistules urinaires dont les orifices extérieurs peuvent occuper des régions bien différentes. Le plus souvent situés au périnée, sur le scrotum, dans le sillon inguino-scrotal, ils peuvent s'établir beaucoup plus loin, sur la fesse ou sur la cuisse. Les fistules urinaires, je ne parle pas de celles de la région pénienne, qui nécessitent des opérations autoplastiques spéciales, sont le plus souvent très difficiles à guérir. Leur traitement doit comporter deux points principaux : d'abord rendre au canal de l'urèthre le calibre le plus grand possible, et ensuite empêcher que l'urine ne s'engage dans le trajet fistuleux.

Rétablir librement le cours normal des urines, tel est donc toujours le point capital; mais avec de semblables lésions les plus grandes difficultés peuvent se rencontrer. Si le rétrécissement est perméable, la dilatation immédiate progressive pourra permettre d'atteindre rapidement le but désiré; si le rétrécissement est infranchissable, ce qui peut se rencontrer seulement quand un trajet fistuleux situé en arrière de l'obstacle donne passage à toute l'urine et que rien ne s'écoule par la verge, c'est à l'uréthrotomie externe qu'il faudra avoir recours, une des opérations, dans ce cas particulier, des plus difficiles et des plus aléatoires de la chirurgie.

Enfin, dans le cours du traitement des strictures uréthrales par la dilatation temporaire, on voit quelquefois des frissons suivis de fièvre intense survenir à la suite de chaque cathétérisme et commander bientôt de cesser toute introduction de bougies dans l'urèthre. C'est dans des cas analogues que Thompson recommande l'emploi de la dilatation permanente, qui pourra évidemment être remplacée avec avantage par la dilatation immédiate progressive.

En résumé, les complications non inflammatoires des rétrécissements de l'urèthre, c'est-à-dire la dilatation de l'urèthre, l'incontinence et la rétention incomplète d'urine, les fausses routes, les fistules sont des indications de premier ordre pour l'emploi de la dilatation immédiate progressive.

Voici d'ailleurs l'appréciation donnée par Thompson sur l'emploi de la dilatation permanente. Rien ne saurait mieux servir de conclusion à cette partie de notre travail que l'opinion si autorisée de ce maître illustre : « C'est surtout lorsqu'on a rencontré de grandes difficultés dans l'introduction de la sonde, et qu'il y a des raisons de croire qu'une nouvelle introduction serait également difficile, que ce mode de traitement (la dilatation permanente) a souvent une grande valeur. Il en est de même s'il existe des fausses routes et que la dilatation temporaire ne produise que peu de résultats, ou si le canal présente une sensibilité excessive, et si chaque introduction de l'instrument est accompagnée de tant de douleur et d'anxiété pour le malade, et maintient le canal dans un état d'irritation si considérable, que les intervalles entre les séances doivent être trop espacés ; enfin chaque introduction est presque invariablement suivie d'un frisson et d'un accès de fièvre. *Dans tous ces cas, ce traitement est peut-être un des meilleurs que l'on puisse employer.* »

Mais, tout en étant convaincu de l'excellence du procédé de notre savant maître, qui permet de traiter aisément tant de cas difficiles, nous devons cependant reconnaître qu'il existe quelques circonstances dépendant, soit du rétrécissement, soit de ses complications qui en contre-indiquent l'emploi : c'est ce que nous allons maintenant étudier.

2° DES CONTRE-INDICATIONS DE LA DILATATION IMMÉDIATE PROGRESSIVE.

1° *Contre-indications dépendant du rétrécissement lui-même.*

a. *Son siège.*—Les rétrécissements du méat congénitaux ou cicatriciels ne doivent pas être traités par la dilatation, quel que soit le procédé employé. Aucune portion de l'urèthre n'est en effet moins dilatable que son orifice externe, et les tentatives qu'on pourrait faire, d'abord très douloureuses, seraient encore impuissantes; les lèvres du méat ne tarderaient pas à s'enflammer, à s'excorier, et ces excoriations deviendraient le siège d'une douleur cuisante au moment du passage d'un instrument ou des urines. L'incision est donc la seule méthode à employer. Cette incision se pratique au moyen d'un bistouri à lame étroite, avec ou sans conducteur; elle doit avoir 10 à 15 millimètres d'étendue, et se fait à la partie inférieure de l'urèthre. On emploie encore assez souvent un bistouri à lame cachée, analogue au lithotome de frère Côme; on peut se servir aussi très utilement d'un bistouri très pointu, à lame étroite, et dont le tranchant est de forme concave.

b. *Rétrécissements cicatriciels.* — Bien que dans une observation déjà citée nous ayons vu la dilatation immédiate progressive réussir contre un rétrécissement cicatriciel de date récente, nous pensons cependant que les efforts du chirurgien pourraient ne pas toujours être couronnés de succès dans le cas de rétrécissement cicatriciel déjà ancien. On devra donc tenter d'abord la dilatation immédiate progressive; si elle échoue, il sera toujours temps d'en venir à l'uréthrotomie interne. Cependant, si le rétrécissement cicatriciel était compliqué de phénomènes graves, s'il était urgent d'intervenir dans un laps de temps très court, comme l'action de la dilatation immédiate progressive serait relativement longue et incertaine dans ces cas rebelles, mieux vaudrait, croyons-nous, s'adresser d'emblée à l'uréthrotomie interne. Les rétrécissements cicatriciels ne constituent donc pas par eux-mêmes une contre-indication formelle à l'emploi de la dilatation immédiate progressive, qu'on doit toujours tenter la première; seules, les complications qui les accompagnent et nécessitent une intervention très rapide, ou l'insuccès de la dilatation par le procédé du professeur Le Fort, doivent faire recourir à l'uréthrotomie interne.

C. — *Rétrécissements peu étroits et facilement dilatables.*

Si nous considérons la dilatation immédiate progressive comme une méthode générale de traitement, puisqu'elle peut s'appliquer à peu près indistinctement à tous les cas, nous pensons cependant qu'on doit en réserver l'emploi aux rétrécissements étroits, compliqués ou difficiles à franchir.

Quand il ne s'agit que d'un rétrécissement récent, dans lequel on peut passer une bougie n° 11 ou 12, et qui se laisse facilement dilater, la dilatation temporaire, quelle que soit la façon dont on la pratique, reprend tous ses droits. Son principal avantage est de ne pas forcer le malade à garder le lit ou la chambre et de lui permettre de se livrer à ses occupations tout en continuant son traitement ; elle doit être aussi, dans les cas simples, moins sujette aux complications que la dilatation immédiate progressive. Contre ces rétrécissements peu étroits et facilement dilatables M. Le Fort emploie un procédé de dilatation rapide que nous décrirons dans une autre partie de ce travail.

2° *Contre-indications dépendant des complications du rétrécissement.*

Les complications inflammatoires des rétrécissements de l'urèthre, telles que la cystite, la néphrite aiguës, constituent une contre-indication formelle à l'emploi de la dilatation. S'il s'agit d'une cystite du col survenant dans le cours d'un rétrécissement de l'urèthre, on devra le traiter par les moyens antiphlogistiques ordinaires en s'abstenant de toute tentative de cathétérisme. Une fois les symptômes aigus calmés depuis un certain temps on pourra songer à traiter le rétrécissement, soit par la dilatation immédiate progressive, s'il est étroit ou difficile à franchir, soit par la dilatation temporaire, dans le cas contraire, et en particulier par le procédé de dilatation médiate progressive du Dr Langlebert qui, en protégeant la muqueuse uréthrale contre les froissements que pourrait produire un instrument volumineux, met mieux à l'abri de complications nouvelles.

Des symptômes de néphrite aiguë avec fièvre à exaspération vespérale doivent aussi mettre en garde contre le cathétérisme et le séjour prolongé d'instruments dans l'urèthre; ici, pleinement d'accord avec M. Reverdin, nous accordons toutes nos préférences à l'uréthrotomie interne.

Enfin l'infiltration d'urine au début, quand les bourses sont rouges, tendues, luisantes et présentent même déjà des eschares, que le périnée est bombé et fluctuant, que l'urine s'est infiltrée dans le tissu cellulaire sous-cutané abdominal, alors ce n'est ni à la dilatation immédiate progressive, ni à l'uréthrotomie interne, ni à toute tentative de cathétérisme quelle qu'elle soit qu'il faut avoir recours. On doit débrider largement et sur-le-champ, sans perdre une minute, tous les téguments infiltrés d'urine; plus les incisions seront longues et nombreuses, mieux cela vaudra. Mais parmi toutes ces incisions il en est une qu'il faut surtout pratiquer : c'est celle du raphé périnéal, partant de la racine des bourses et allant jusqu'à 3 centimètres au-devant de l'anus.

On devra inciser la région périnéale couche par couche

et très profondément jusqu'à ce qu'on soit arrivé sur la poche urineuse qu'on ouvrira largement. L'urine trouvera alors par cette voie un écoulement facile et l'infiltration s'arrêtera. Si le malade guérit, quand les eschares se seront détachées, que tout symptôme inflammatoire aura disparu, alors on pourra chercher à rétablir le canal de l'urèthre, mais il faut attendre longtemps, quelquefois plusieurs mois.

Si le rétrécissement a été détruit par l'infiltration d'urine, on se contentera de passer des sondes pour éviter autant que possible la formation de fistules. Si le rétrécissement persiste et est encore étroit, nous pensons que la dilatation immédiate progressive peut encore être appelée à rendre ici des services analogues à ceux de l'uréthrotomie interne.

Nous pouvons donc dire pour résumer notre pensée que, dans un grand nombre de cas, la dilatation immédiate progressive peut remplacer l'uréthrotomie interne ; qu'elle l'avantage, même quand elle est pratiquée par des mains peu expérimentées, d'exposer le malade à moins de complications graves et jamais à la mort ; enfin, que la durée totale du traitement par le procédé du professeur Le Fort est plus courte que dans l'uréthrotomie interne.

La section de la stricture uréthrale devra seulement être conservée dans le cas de rétrécissements cicatriciels contre lesquels la dilatation immédiate progressive aura échoué, et quand les rétrécissements seront compliqués d'accidents inflammatoires du côté des reins et de la vessie.

CHAPITRE V.

RÉFUTATION DES PRINCIPALES OBJECTIONS FAITES A LA DILATATION IMMÉDIATE PROGRESSIVE.

Les principales objections qui ont été faites à la dilatation immédiate progressive sont au nombre de trois.

On lui a reproché :

1° De n'être qu'une variété de divulsion des rétrécissements de l'urèthre.

2° De ne procurer que des résultats de peu de durée.

3° D'exposer à des complications graves.

Il nous sera facile de répondre à chacune de ces objections, qui disparaissent du reste d'elles-mêmes, devant l'observation attentive des faits.

Le manuel opératoire si simple et si facile, tel que nous l'avons longuement décrit dans un chapitre antérieur, montre clairement que la dilatation immédiate progressive n'a aucun rapport avec la divulsion.

Tandis que dans cette opération on rompt violemment les tissus, qu'on les fait éclater, pour ainsi dire, dans le procédé que nous décrivons, on ne fait que dilater les rétrécissements, en profitant, il est vrai, de toute la dilatabilité qu'aura pu procurer le séjour prolongé d'une bougie, mais on ne déchire pas l'obstacle, car, et nous avons minutieusement insisté sur ce point, on ne doit jamais employer la force pour faire pénétrer les cathéters. Les résultats rapides qu'on obtient tiennent en effet à la direction sûre qui est donnée à l'instrument, ce qui empêche son extrémité d'aller se perdre dans un cul-de-sac au voisinage du rétrécissement, et à sa forme conique qui produit une dilatation à chaque instant progressive.

Mais, dira-t-on, il se fait le plus souvent un écoulement de sang au moment du passage des cathéters ; nous ferons remarquer que presque dans tous les cas le traitement a été dirigé contre des rétrécissements étroits, de date déjà ancienne, et qu'il n'est donc pas étonnant de voir la muqueuse uréthrale, depuis longtemps altérée par une inflammation chronique, saigner au moindre frottement, et, comme nous l'avons déjà dit, une éraillure superficielle de la muqueuse ne saurait être comparée dans ses conséquences prochaines ou éloignées à la rupture multiple et profonde du rétrécissement produite avec un grand déploiement de force.

La seconde objection relative au peu de durée des résultats acquis est également de peu de valeur. Certainement si le malade, une fois son rétrécissement dilaté, ne continue pas à suivre les recommandations qui lui auront été faites et à se passer des bougies pendant un temps suffisamment prolongé, la récidive ne se fera pas attendre; mais n'en serait-il pas de même dans des conditions analogues, avec n'importe quel autre procédé?

Quel que soit le mode de traitement dirigé contre une stricture uréthrale, il faut toujours pour amener une guérison durable faire pendant longtemps usage de bougies, il faut amener, comme l'a si bien fait remarquer Voillemier, l'atrophie des tissus qui forment le rétrécissement; à ce prix seul est la guérison. On pourra s'assurer, en parcourant les monographies qui ont été écrites sur l'uréthrotomie interne, que les récidives sont très fréquentes après cette opération, et que bien des malades ont été uréthrotomisés deux et quelques-uns même trois fois.

A l'appui de cette assertion, nous avons relevé sur les

21 observations qui se trouvent dans la thèse de M. Reverdin (1), 9 observations dans lesquelles l'uréthrotomie interne a été pratiquée plusieurs fois sur le même sujet.

Dans la thèse plus récente de notre collègue et ami M. le docteur Martinet (2), qui traite également de l'uréthrotomie interne, nous trouvons sur vingt-trois observations, sept cas où l'uréthrotomie a été faite au moins deux fois, ou suivie rapidement de récidive.

Enfin, M. W. Gregory (3), dans sa thèse sur l'usage de la méthode sanglante dans les rétrécissements de l'urèthre, s'exprime ainsi au sujet de l'urèthrotomie interne : « Le fait acquis, dit-il, est de savoir que la récidive toujours fatale au bout de quelques mois (dans la majorité des cas) après la section interne, ne s'établit que très tardivement après la section externe et, quelquefois même, semble ne plus jamais devoir se reproduire. »

Cette opinion si nette, si absolue, tire une grande valeur de ce qu'elle est fondée sur l'observation attentive de 916 cas d'uréthrotomie interne.

Nous pouvons donc conclure que, sous le rapport de la récidive, la dilatation immédiate progressive donne des résultats plus durables que ceux fournis par l'uréthrotomie interne, pourvu que le malade soit assez soigneux de lui-même pour ne pas négliger de se passer des bougies dans l'urèthre.

Je n'ai revu jusqu'à présent en effet qu'un seul malade, traité l'année dernière par la dilatation immédiate progressive, et chez qni la récidive s'était montrée rapidement. Cet homme, très insouciant, avait du reste complètement

(1) Reverdin. Thèse de Paris, 1871.
(2) Martinet. Thèse de Paris, 1876.
(3) W. Grégory. Thèse de Paris, 1879.

cessé de se sonder dès sa sortie de l'hôpital ; mais cette fois le rétrécissement induré céda très facilement à la dilatation temporaire.

Quant aux complications, il suffira de parcourir nos observations pour voir qu'elles n'ont rien de bien redoutable, et qu'en tout cas, si elles sont proportionnellement plus nombreuses que dans la dilatation temporaire, elles sont assurément moins fréquentes et surtout moins graves que celles qui ont été observées à la suite de la divulsion ou de l'uréthrotomie interne : rappelons en effet que pour cette dernière opération la mortalité est de 5 p. 100 (Grégory).

Nous avons vu d'ailleurs que la dilatation immédiate progressive est surtout applicable dans les cas où ces deux methodes conviennent, c'est-à-dire quand il s'agit de rétrécissements indurés étroits et difficiles à franchir.

Enfin, on a formulé encore un dernier reproche, celui-là de bien maigre importance : on a dit qu'on forçait le malade à garder le lit et la chambre ; mais est-ce là une objection sérieuse? Nous n'avons pas l'intention d'appliquer la dilatation immédiate progressive à tous les cas indistinctement, mais seulement aux rétrécissements étroits contre lesquels la dilatation temporaire ne donnerait que des résultats nuls ou par trop incertains et ne pourrait remédier suffisamment vite aux accidents déjà existants ou faciles à prévoir de la rétention incomplète d'urine, en un mot, dans presque toutes les circonstances où l'uréthrotomie interne ou la divulsion trouveraient leur indication. Or, le séjour au lit du malade pendant la dilatation immédiate progressive n'est-il pas plus court qu'à la suite des opérations sanglantes? On pourra voir dans beaucoup de nos observations que bien des malades ont pu reprendre leurs occupations après cinq à sept jours de traitement ; et même si on veut employer le procédé du professeur Le Fort, dans les cas simples, la rapidité des résultats obtenus, et par cela seul la sécurité contre certaines complications éventuelles des rétrécissements, ne sont-elles pas une compensation plus que suffisante à l'obligation de garder la chambre quatre à cinq jours ?

Si nous venons d'indiquer les principales objections qui ont été faites et de montrer combien il est facile de les réfuter, il est juste que nous indiquions de nouveau en terminant les principaux avantages de la dilatation immédiate progressive ; à côté des défauts mettons les qualités, et il sera facile de voir de quel côté doit pencher la balance.

La dilatation immédiate progressive est exempte de complications graves ; elle n'a jamais causé la mort.

Comme l'uréthrotomie interne ou la divulsion, elle est applicable, et toujours avec succès, aux cas les plus difficiles, pourvu que le rétrécissement soit franchissable et qu'il n'y ait pas de complications inflammatoires du côté des reins ou de la vessie. Cette méthode est la plus rapide de toutes et, en faisant exception pour la dilatation temporaire, elle offre moins de dangers que n'importe quel autre procédé.

Enfin, et c'est là encore un avantage digne d'être remarqué, le manuel opératoire en est facile, et à la portée de tous.

TABLEAU présentant les observations résumées des malades traités par la dilatation immédiate progressive du professeur Le Fort.

Numéro correspondant à celui de l'observation.	NOMS et AGE.	DIAGNOSTIC.	DURÉE du Traitement.	COMPLICATIONS	OBSERVATIONS
1	V. A., 31 ans.	Rétrécissement très étroit de l'urèthre et difficile à franchir. Ponction de la vessie.	4 jours.	Nulles.	
2	B. A., 31 ans.	Rupture de l'urèthre, rétrécissement consécutif.	5 jours (pour la dilatation immédiate progressive seulement).	Nulles.	
3	C. F., 35 ans.	Rétrécissement long, siégeant à 11 centimètres du méat.	4 jours.	Nulles.	Le traitement a été interrompu par une légère pleurésie provoquée par les bains journaliers que prenait le malade, mais au bout d'un mois on a pu constater que l'état de dilatation du canal était resté ce qu'il était 4 jours après le début de la dilatation.
4	P. A., 40 ans.	Rétrécissement étroit de la région bulbeuse.	13 jours, au bout de 4 jours on pouvait passer une bougie n° 20.	Nulles.	Le malade n'a été gardé aussi longtemps qu'en raison de son mauvais état de santé, il était phthisique.
5	D. C., 38 ans.	Rétrécissement situé au niveau du bulbe.	8 jours.	Nulles.	

Numéro correspondant à celui de l'observation.	NOMS et AGE.	DIAGNOSTIC.	DURÉE du Traitement.	COMPLICATIONS	OBSERVATIONS
6	V. L., 31 ans.	Rétrécissement ancien de l'urèthre.	6 jours.	Accès de fièvre avec frissons.	
7	G. J., 44 ans.	Rétrécissements multiples de l'urèthre.	9 jours.	Nulles.	
8	X. H., 26 ans.	Rétrécissement simple de la portion bulbeuse.	4 jours.	Nulles.	
9	D. C., 35 ans.	Rétrécissement siégeant au niveau du bulbe.	12 jours.	Nulles.	
10	X.	Rétrécissements péniens, indurés et multiples.	11 jours.	Quelques signes fugaces de cystite.	
11	B., 56 ans.	Rétrécissements multiples de l'urèthre.	8 jours.	Nulles.	
12	F. L., 65 ans.	Rétrécissement situé au niveau du bulbe.	12 jours.	Quelques frissons et une fièvre légère le jour de l'opération.	
13	L. R.,	Rétrécissement induré et très étroit de la portion bulbeuse.	4 jours.	Nulles.	
14	B. T., 44 ans.	Rétrécissement étroit difficile à franchir.	10 jours.	Fièvre légère le lendemain de l'opération.	
15	M. L., 49 ans.	Rétrécissement étroit et difficile à franchir.	10 jours.	Nulles.	
16	D., 43 ans.	Rétrécissement de l'urèthre très difficile à franchir.	10 jours.	Nulles.	On n'est parvenu à franchir le rétrécissement qu'en se servant d'une bougie à électrolyse.

Numéro correspondant à celui de l'observation.	NOMS et AGE.	DIAGNOSTIC.	DURÉE du Traitement.	COMPLICATIONS	OBSERVATIONS
17	B. A., 48 ans.	Double rétrécissement de l'urèthre.	2 mois.	Orchite double et vaginalite suppurée.	L'orchite est survenue immédiatement après le passage de nombreuses bougies dans l'urèthre et deux jours seulement après l'introduction des cathéters métalliques.
18	R. A., 28 ans	Rétrécissement, rétention d'urine, ponction de la vessie.	32 jours.	Légers symptômes de cystite, forçant à interrompre le traitement pendant longtemps	
19	X.	Rétrécissement long et induré très difficile à franchir.	10 jours.	Nulles.	Le rétrécissement n'a pu être franchi qu'en se servant d'une bougie à électrolyse.
20	B., 44 ans.	Rétrécissement de l'urèthre.	1 mois.	Nulles.	La longue durée du traitement tient à ce qu'il a été commencé et continué un certain temps par la dilatation temporaire.
21	L., 50 ans.	Rétrécissements multiples et très étroits de l'urèthre.	6 jours.	Très léger mouvement fébrile.	
22	T. F., 26 ans.	Rétrécissement peu serré de l'urèthre.	5 jours.	Nulles.	

Numéro correspondant à celui de l'observation	NOMS et AGE.	DIAGNOSTIC.	DURÉE du Traitement.	COMPLICATIONS	OBSERVATIONS
23	M. T., 43 ans.	Rétrécissements multiples.	14 jours.	Hémorrhagie légère, 2 cuillerées à café de sang. Fièvre intense dans la nuit qui suit l'opération.	
24	B. J., 28 ans.	Rétrécissement compliqué de rétention d'urine.	7 jours.	Nulles.	
25	S. L., 29 ans.	Rétrécissement très étroit de l'urèthre.	5 jours.	Nulles.	
26	G. R., 22 ans.	Hypospadias ; rétrécissement siégeant au niveau de la portion membraneuse.	9 jours.	Nulles.	
27	B. E., 39 ans.	Rétrécissement de l'urèthre.	21 jours.	Incontinence d'urine durant une douzaine de jours. Le malade avait déjà une incontinence d'urine intermittente avant le traitement.	
28	R., 34 ans.	Rétrécissement très étroit de l'urèthre.	8 jours.	A la suite du passage de nombreuses bougies dans l'urèthre pour terminer le traitement, est survenu un léger accès de fièvre avec frissons.	

Observation III (personnelle).

(Recueillie à l'hôpital Saint-Louis, service de M. Péan.)

Rétrécissement de l'urèthre.

C... (François), âgé de 35 ans, cuisinier, est entré à l'hôpital Saint-Louis le 21 février 1879, salle Saint-Augustin, lit n° 79, atteint d'un rétrécissement de l'urèthre.

Il y a trois ans que le malade a commencé à ressentir les premières atteintes de son mal, et, à la suite d'accidents de dysurie assez graves, il entra dans le service de M. Broca en novembre 1879, qui lui aurait fait, d'après ce que rapporte le malade, une uréthrotomie interne. Assez indocile, le malade quitte l'hôpital trois semaines après avoir subi son opération. La dilatation consécutive n'ayant pu être faite, le rétrécissement ne tarda pas à se reformer.

Dès le mois de janvier 1879, les accidents reparaissent et les symptômes fonctionnels devenant très accusés, le malade se décide de nouveau à se faire soigner et vient à l'hôpital Saint-Louis le 21 février 1879.

22 février. On explore attentivement l'urèthre, et on constate l'existence d'un rétrécissement siégeant à 11 centimètres du méat; on peut y faire passer une bougie n° 8, l'urèthre est assez peu sensible, le cathétérisme est bien supporté; on introduit alors une bougie conductrice qu'on laisse à demeure.

Le 23. On passe facilement les deux premiers cathéters métalliques ; ayant trouvé une résistance trop grande pour enfoncer le troisième, on laisse à demeure une sonde n° 10.

Le 24. On passe facilement le troisième cathéter, et on laisse une sonde n° 16 à demeure.

Comme le malade va tous les jours aux bains, que la température est très froide, il est pris d'une légère pleurésie du côté gauche; le traitement est suspendu pendant tout le temps que dure l'affection pleurale.

21 mars. On reprend le traitement de l'affection uréthrale. On constate alors qu'on peut encore facilement passer une bougie n° 16. On continue le traitement par la dilatation temporaire.

Pendant les jours suivants, le malade n'éprouve plus aucune difficulté pour uriner ; on continue lentement la dilatation, et le 26 mars on passe le n° 20.

4 avril. C..., qui a appris à se sonder, quitte l'hôpital emportant une sonde n° 18 qu'il passe facilement.

Réflexion. — Cette observation est intéressante, car elle montre que le résultat obtenu par la dilatation immédiate progressive sans qu'elle ait été suivie de la dilatation temporaire, s'est maintenu pendant un mois sans qu'on ait passé une seule bougie dans l'urèthre. Ce fait tend donc à prouver que les parois d'un rétrécissement écartées par le procédé de M. Le Fort n'ont pas tant de tendance à revenir sur elles-mêmes que veulent bien le dire quelques auteurs.

Observation IV (personnelle).

(Recueillie à l'hôpital Saint-Louis, dans le service de M. Péan.)

Rétrécissement de l'urèthre.

P... (Anatole), âgé de 40 ans, menuisier, est entré à l'hôpital Saint-Louis le 28 février 1879, salle Saint-Augustin, lit 75, atteint d'un rétrécissement de l'urèthre.

En examinant l'urèthre on constate l'existence d'un rétrécissement assez étroit siégeant à 12 centimètres du méat. Cet obstacle uréthral ne donne lieu qu'à des symptômes fonctionnels assez peu accusés. — L'état général du malade est très mauvais, et il existe des signes de cavernes pulmonaires aux deux sommets.

1er mars. On introduit une fine bougie conductrice, la seule que puisse admettre le rétrécissement qu'on franchit cependant sans tâtonnement et du premier coup ; on la laisse à demeure.

Le 2. On passe facilement les deux premiers cathéters métalliques, le troisième ne pouvant pénétrer sans qu'on emploie la force; on le retire sans avoir franchi l'obstacle, et on laisse à demeure une sonde n° 12.

Pas le moindre accident pendant l'opération.

Le 3. On passe facilement les deux derniers cathéters, et on laisse à demeure une sonde n° 16.

Le 4. La sonde étant enlevée, on introduit aisément une bougie n° 20.

On entretient la dilatation pendant les jours suivants, et le 14 mars le malade quitte l'hôpital pouvant se sonder facilement lui-même avec une bougie n° 19 ; il va se faire soigner dans un service de médecine.

Observation V (personnelle).

(Recueillie à l'hôpital Saint-Louis, service de M. Péan).

Rétrécissement de l'urèthre.

D... (Clément), âgé de 38 ans, ébéniste, est entré à l'hôpital Saint-Louis le 10 mars 1879, salle Sainte-Marthe, lit n° 17, atteint d'un rétrécissement de l'urèthre.

Antécédents : plusieurs blennorrhagies; il y a déjà sept ans que le malade a commencé à s'apercevoir de modifications dans son jet d'urine.

11 mars. Actuellement, il existe un rétrécissement de la portion bulbeuse situé à 11 centimètres du méat, peu d'inflammation de la muqueuse uréthrale, troubles de la miction assez marqués. On introduit facilement une petite bougie conductrice n° 6 dans l'orifice du rétrécissement. La bougie est laissée à demeure pendant vingt-quatre heures.

Le 12. On retire la bougie. Le traitement n'est pas continué pour des motifs étrangers à la maladie.

Le 18. On recommence le traitement. On passe une petite sonde n° 8 qu'on laisse à demeure pendant vingt-quatre heures.

Le 19. On passe toute la série des cathéters; un peu de douleur, léger suintement sanguin mêlé aux dernières gouttes d'urine. On introduit une sonde n° 17 que le malade garde à demeure.

Le 20. On enlève la sonde, et on passe facilement les bougies 18, 19 et 20.

On continue les jours suivants par la dilatation temporaire en repassant le n° 20, et le 26 mars le malade quitte l'hôpital pouvant se sonder facilement lui-même avec une bougie n° 18.

OBSERVATION VI (personnelle).

(Recueillie à l'hôpital Saint-Louis, service de M. Péan).

Rétrécissement de l'urèthre.

V... (Louis), âgé de 31 ans, bijoutier, est entré à l'hôpital Saint-Louis, le 13 mars 1879, salle Saint-Augustin, lit 11, atteint d'un rétrécissement ancien de l'urèthre.

Les premiers symptômes du rétrécissement remontent à 1868, où ils apparurent à la suite de plusieurs blennorrhagies.

Premier traitement en Belgique (1868) ; il a été fait par la dilatation temporaire et a duré un mois.

Deuxième traitement eu Belgique (1872). La dilatation a été faite avec les bougies Béniqué, elle a duré trois mois et a été compliquée d'une violente cystite.

Troisième traitement à l'hôpital Necker, service de M. Desormeaux, en 1877. La dilatation a été faite lentement au moyen de bougies molles, elle a duré cinquante-deux jours.

14 mars 1879. Le malade étant entré la veille à l'hôpital Saint-Louis, on constate l'existence d'un rétrécissement étroit au niveau du bulbe, les symptômes fonctionnels sont assez marqués, les envies d'uriner fréquentes et impérieuses, il n'y a pas d'écoulement par le méat ; on finit par passer une petite bougie conductrice n° 6 qu'on laisse à demeure pendant vingt-quatre heures.

Le 15. On passe assez facilement les deux premiers cathéters, on ne peut faire pénétrer le troisième, la résistance à vaincre étant trop grande pour être surmontée sans employer de la force. On laisse à demeure une sonde n° 10.

Le 16. On passe facilement les cathéters n°s 2 et 3 et on introduit une sonde n° 16 qu'on laisse à demeure. Il y a un petit suintement sanguin. Le soir, le malade est pris de frissons avec fièvre ; on retire la sonde.

Le 17. La fièvre est encore assez forte le matin ; le malade est très abattu. On ne passe aucune bougie dans l'urèthre. Le soir, l'amélioration est notable et presque tous les symptômes fébriles ont disparu.

Le 18. On laisse encore reposer le malade, bien que la fièvre ait complètement cessé depuis la veille.

Le 19. On passe facilement une bougie nº 16.

Le 20. On passe des bougies jusqu'au nº 20 et le malade quitt l'hôpital, pouvant se sonder avec une bougie nº 17.

OBSERVATION VII (personnelle).

(Recueillie à l'hôpital Saint-Louis, service de M. Péan).

Rétrécissement de l'urèthre.

G... (Jean), Belge, âgé de 44 ans, journalier, est entré à l'hôpital Saint-Louis, le 20 mars 1879, salle Sainte-Marthe, lit nº 79 atteint d'un rétrécissement de l'urèthre.

Le malade a eu il y a plusieurs années une blennorrhagie qui a persisté longtemps, et actuellement on constate qu'il existe plusieurs rétrécissements, deux au moins, à travers lesquels on peu faire cheminer une petite bougie nº 6.

Les troubles fonctionnels sont assez marqués et il y a huit jour le malade a été pris de graves accidents de dysurie.

24 mars. On laisse à demeure une petite bougie nº 6.

Le 25. On passe facilement les trois premiers cathéters san trop de douleur pour le malade. On laisse ensuite à demeure un sonde nº 15. Pendant le passage des instruments métalliques il s'es écoulé un peu de sang.

Le 26. Le malade a bien supporté la sonde, il en est cependan un peu incommodé le matin, il n'y a pas eu le moindre accès d fièvre.

On passe alors le quatrième cathéter et on introduit ensuite un bougie nº 20 qui est gardée pendant vingt minutes.

Le 27. On réintroduit la bougie sans difficulté, il existe un lége suintement uréthral.

3 avril. Le malade part se sondant facilement lui-même avec un bougie nº 10.

OBSERVATION VIII.

(Recueillie par M. Chaumanet, externe des hôpitaux).

Henri X..., étudiant, âgé de 26 ans, est atteint d'un rétrécissement organique de l'urèthre, il raconte qu'il a eu une blennorrhagi à l'âge de 17 ans et que depuis ce temps il est atteint d'une blen norrhée persistante. Il ajoute que de temps à autre il est pris de crises excessivement douloureuses, d'une durée variable, survenant toujours à la suite d'excès de boissons ou d'autre nature. Le jet d'urine ordinairement faible devient plus ténu encore, souvent même la vessie se distend, fait saillie à l'hypogastre et l'urine coule goutte à goutte. Trois fois les crises ont persisté vingt-quatre heures, et le malade pendant tout ce temps rendait à peine quelques gouttes d'urine, malgré les plus violents efforts. Le bromure de potassium et les bains prolongés avaient peu d'action.

Il y a trois ans, X.. commença à se faire soigner et fut traité par la dilatation lente et progressive.

Au début du traitement, une bougie n° 5 ou 6 put être introduite et depuis trois ou quatre séances étaient régulièrement faites chaque semaine.

Le rétrécissement semblait céder et l'on était parvenu après deux mois de traitement à le franchir avec des bougies n° 12, quand le malade, un peu impatient, cessa de se faire soigner.

Le traitement suspendu, le calibre de l'urèthre revint vite à ce qu'il était tout d'abord, et les crises dont nous avons déjà parlé se montrèrent de nouveau.

4 mars 1879. Le malade, résolu à se faire débarrasser d'une infirmité qui déjà depuis sept années lui cause d'atroces souffrances, vient prier M. Le Fort de le traiter pour son rétrécissement.

M. Le Fort introduit aussitôt dans le canal de l'urèthre une bougie conductrice n° 6 et la laisse à demeure pendant vingt-quatre heures. Son introduction détermine un faible suintement sanguin et le soir il y a un léger mouvement fébrile.

Le lendemain, M. Le Fort introduit successivement ses trois cathéters métalliques et franchit le rétrécissement avec assez de facilité ; l'instrument retiré, il se fait un léger écoulement de sang par le méat. Les dilatateurs, laissés en place chacun environ deux minutes, sont retirés et immédiatement remplacés par une sonde en gomme n° 15, qu'on laisse à demeure. On ordonne 0,50 de sulfate de quinine en deux paquets, dans la crainte de voir survenir un peu de fièvre.

Le malade n'a pas ressenti le plus léger frisson dans la soirée ni le lendemain, la miction est assez douloureuse.

6 mars. Le lendemain, X... retire la sonde, la miction est toujours douloureuse, mais le jet reste très-abondant.

Le 7. On introduit de nouveau la sonde n° 15, que le malade garde un quart d'heure.

Le 8. Quatre jours après le commencement de son traitement, X... put reprendre ses occupations ; pendant les quinze jours suivants il s'est passé tous les matins dans l'urèthre une bougie n° 18, il ne s'est plus ensuite sondé qu'une fois par semaine.

Le malade déclare que depuis l'opération il n'a jamais ressenti aucun trouble du côté de la miction ; en passant le jet d'urine ne provoque pas la moindre douleur et reste toujours très gros ; en un mot, tout fait présumer une guérison aussi complète que possible.

OBSERVATION IX (personnelle).

(Recueillie à l'hôpital Beaujon, service de M. Le Fort).

Rétrécissement de l'urèthre.

D... (Charles), âgé de 35 ans, menuisier, est entré à l'hôpital Beaujon, le 15 mars 1878, premier pavillon, lit n° 47, atteint d'un rétrécissement de l'urèthre.

Cet homme, après plusieurs blennorrhagies, a eu un rétrécissement de l'urèthre qui n'a jamais présenté de complications graves.

16 mars. Le rétrécissement siége au niveau du bulbe, il est très étroit et ce n'est qu'avec une grande difficulté qu'on parvient à introduire une petite bougie conductrice qu'on laisse à demeure pendant quarante-huit heures.

Le 19. On passe sans difficulté les cathéters métalliques et on laisse à demeure une sonde molle n° 12. Léger écoulement sanguin après l'opération.

On continue ensuite à passer des bougies et quand le malade quitte l'hôpital, le 29 mars, on introduit facilement une bougie n° 20.

Observation X.

(Recueillie à l'hôpital Beaujon, service de M. Le Fort, par M. Barthélemy, interne des hôpitaux).

Rétrécissements péniens indurés et multiples de l'urèthre.

X... raconte qu'il a eu dans sa jeunesse de nombreux écoulements blennorrhagiques qui d'ailleurs, ayant été assez mal traités, ont persisté pendant de longues années presque continuellement; depuis une quinzaine d'années il souffre de la vessie et ses urines laissent par le repos un dépôt abondant muco-purulent. Déjà, depuis de longues années, des troubles assez profonds de la miction se sont montrés, les envies d'uriner sont devenues plus fréquentes et impérieuses, le jet d'urine est déformé, il est filiforme, tordu, inégal. Il y a vingt ans que le malade a eu pendant huit jours des accès de rétention d'urine.

Nouvel accident analogue en 1869 où il fut soigné pendant deux mois à la maison de santé.

En 1873 il vint à Beaujon où son rétrécissement fut de nouveau dilaté avec les cathéters Béniqué, mais après de très grandes difficultés pour l'introduction des premières bougies.

Enfin, en 1878, son rétrécissement ayant récidivé, il entre de nouveau à l'hôpital Beaujon, 1er pavillon, lit 37.

Les symptômes du rétrécissement sont alors très accentués, la miction est pénible et fréquente.

13 mai. On tente le cathétérisme avec les plus fines bougies; on franchit trois rétrécissements dans la portion pénienne de l'urèthre et non loin de la portion membraneuse on est arrêté par un nouvel obstacle, cette fois infranchissable. On laisse pendant une heure la bougie dans la portion où elle a pu être introduite.

Le 15. Le surlendemain on fait une nouvelle tentative et après plusieurs essais M. Le Fort finit par passer une bougie très fine; celle-ci très serrée laisse sentir que le rétrécissement est extrêmement dur. C'est en se fondant sur cette induration des rétrécissements, sur leur siège dans la portion pénienne que M. Le Fort déclare qu'il existe là une indication justement fondée de l'emploi de l'urèthrotomie interne dans le cas où la dilation immédiate progressive viendrait à échouer.

Le 16. La fine bougie qui a été laissée à demeure pendant vingt-quatre heures est remplacée par une bougie conductrice. Le malade peut uriner suffisamment bien et on n'observe rien de particulier dans le courant de la journée.

Le 17. Le malade supportant très bien la bougie à demeure, ne ressentant que quelques légers picotements, on la lui laisse à demeure encore pendant vingt-quatre heures. Une soif un peu plus forte que de coutume se fait seulement sentir pendant la journée, les mictions sont fréquentes et assez abondantes.

Le 18. Le malade garde encore sa bougie à demeure.

Le 19. M. Le Fort passe ses trois cathéters métalliques, le plus gros est serré, mais franchit cependant les obstacles; on laisse à demeure une sonde n° 12.

L'examen des urines montre l'absence de sucre; il y a un peu de pus, une certaine quantité de sels et de l'albumine en proportion appréciable, soit 0,50 par litre.

Le 22. Le malade a conservé sa sonde à demeure et M. Le Fort lui passe aujourd'hui, d'après le procédé qui lui est spécial, des bougies molles du n° 15 au n° 21.

Légers symptômes de cystite.

Le 27. Le malade quitte l'hôpital très bien portant, se sondant bien lui-même avec une bougie n° 17, on lui recommande de se la passer tous les jours.

Observation XI.

(Recueillie par M. Barthélemy, interne des hôpitaux).

Rétrécissements multiples de l'urèthre.

B..., âgé de 56 ans, est entré à l'hôpital Beaujon dans le service du professeur Le Fort, le 4 juin 1878.

Le malade, pendant sa jeunesse, avait été atteint de plusieurs blennorrhagies qui furent soignées par des injections au nitrate d'argent. Tout écoulement avait fini par disparaître, mais au bout d'un temps très long qui ne peut être précisé, et le jet d'urine était toujours resté plus étroit à la suite de ces uréthrites répétées.

Depuis la fin de février dernier les difficultés pour uriner ont commencé à augmenter notablement; envies d'uriner fréquentes et ne donnant lieu qu'à l'écoulement d'une très faible quantité de liquide, douleurs très vives à chaque miction, tel était l'état du malade.

Ces symptômes de cystite furent combattus par l'administration d'une tisane diurétique et alcaline à laquelle on mêlait du sirop de bourgeons de sapin.

Sous l'influence de ce traitement, les symptômes précédents s'amendèrent, les mictions diminuèrent de nombre, ne furent presque plus accompagnées et suivies de douleurs, mais les signes évidents de l'existence d'un rétrécissement étroit de l'urèthre persistant toujours à se montrer, le malade se décida à entrer à l'hôpital Beaujon le 4 juin.

6 juin. M. Le Fort a le plus grand mal à franchir un premier rétrécissement; ayant échoué avec les bougies droites et tortillées, il arrive à traverser l'obstacle après l'avoir déprimé préalablement au moyen d'une grosse bougie à extrémité arrondie, selon le procédé qui lui est particulier; mais il est bientôt arrêté par un second rétrécissement qu'il ne peut franchir.

M. Le Fort pense qu'il est plutôt arrêté ici par des brides ou des lacunes que par un rétrécissement véritable.

Dans une séance suivante, M. Le Fort ayant été assez heureux pour faire cheminer jusque dans la vessie une bougie conductrice à travers ces obstacles multiples passe ses trois cathéters métalliques dans l'urèthre sans qu'il survienne dans la suite la moindre complication.

Le malade quitte l'hôpital le 15 juin, parfaitement guéri, atteint seulement d'une légère diarrhée et emportant une bougie n° 1? pour achever lui-même son traitement.

Observation XII.

(Recueillie à l'hôpital Beaujon, service de M. Le Fort).

Rétrécissement de l'urèthre. — Dilatation immédiate progressive.

F..., (Louis), âgé de 65 ans, entre à l'hôpital le 22 avril 1873.

Cet homme a été atteint d'une première blennorrhagie en 1842, à la suite de laquelle est resté un suintement d'une très longue durée.

Les troubles de la miction ont commencé à se montrer il y a

seulement cinq ans, mais la dysurie a été prononcée depuis le commencement de l'année dernière.

23 avril. En examinant le malade on constate un rétrécissement unique de la région bulbeuse, et on passe sans trop de difficultés une bougie conductrice qui est laissée à demeure pendant vingt-quatre heures. La prostate est normale pour l'âge du malade.

Le 24. M. Le Fort passe ses cathéters métalliques et laisse une sonde n° 18 à demeure dans la vessie. Quelques frissons et un peu de fièvre dans le courant de la journée.

Le 25. Le malade va bien, la fièvre a disparu.

6 mai. F... quitte l'hôpital Beaujon emportant une bougie n° 19 avec laquelle il continue à se sonder.

Observation XIII (personnelle).

(Recueillie à l'hôpital Beaujon, service de M. Le Fort).

Rétrécissement de l'urèthre.

L. (Romain), âgé de 31 ans, employé de commerce, est entré à l'hôpital Beaujon le 3 avril, il est atteint d'un rétrécissement de l'urèthre dont l'existence remonte au moins à deux années et est consécutif à une blennorrhagie de longue durée : le malade a déjà eu 5 ou 6 rétentions d'urine à la suite de trop grandes libations.

3 avril. M. Le Fort constate l'existence d'un rétrécissement dur et très étroit siégeant au lieu d'élection et dans lequel il introduit avec difficulté une bougie conductrice n° 4 ou 5 qu'il laisse à demeure.

Le 4. A la visite du matin, M. Le Fort passe presque sans résistance ses trois cathéters métalliques et laisse à demeure une sonde n° 18. Pendant l'opération il s'est produit un petit suintement sanguin, pas la moindre complication le soir même et les jours suivants. Le traitement est continué par la dilatation temporaire et le malade sort le 8 avril, pouvant se passer facilement lui-même une bougie n° 18.

OBSERVATION XIV.

(Recueillie à l'hôpital Cochin, service de M. Le Fort).

Rétrécissement de l'urèthre.

B... (Théodore), âgé de 44 ans, mégissier, entre à l'hôpital le 4 mai, salle Cochin, lit n° 19, atteint d'un rétrécissement étroit de l'urèthre.

Ce malade, ancien militaire, a eu de nombreuses blennorrhagies qui ont été mal soignées et ont fini par passer à l'état chronique. Il a commencé depuis quatre ans à s'apercevoir de modifications dans son jet d'urine qui devint bifurqué, en pomme d'arrosoir, etc.; la miction était aussi devenue difficile et nécessitait de grands efforts.

Son rétrécissement fut traité une première fois en Algérie, dans un hôpital militaire, par la dilatation temporaire, et le malade en sortit très amélioré. On lui avait recommandé de se passer fréquemment des bougies dans le canal de l'urèthre, mais ayant négligé de le faire, son rétrécissement ne tarda pas à se reformer et les troubles de la miction recommencèrent.

6 mai. A son entrée à l'hôpital, on constate un rétrécissement très serré siégeant au niveau du collet du bulbe et après de nombreuses tentatives, on parvint à le franchir avec une bougie filiforme qui est laissée à demeure.

Le 7. Sur une bougie conductrice de très petit calibre, on visse un cathéter en cuivre de forme conique dont la grosseur s'accroît progressivement du n° 8 au n° 14 de la filière Charrière, il passe assez difficilement. On introduit immédiatement après un autre cathéter allant du n° 9 au n° 16, il passe également, et enfin pour terminer on passe une bougie n° 17 puis une n° 21 : cette dernière n'a pu être introduite sans causer une douleur assez vive et sans amener un léger écoulement de sang. — Grand bain, sulfate de quinine. — Le lendemain, léger accès de fièvre.

Le 10. On passe plusieurs bougies du n° 12 au n° 20.

Le 12. On passe le n° 21.

Le 15. Une sonde est placée à demeure.

Le 16. L'urèthre a un peu saigné, et il y a une légère cuisson pendant la miction. Le malade quitte l'hôpital, il reviendra tous les jours pour se faire sonder, on passe facilement le n° 19.

Observation XV.

(Recueillie à l'hôpital Beaujon, service de M. Le Fort).

Rétrécissement de l'urèthre.

M... (Louis), âgé de 49 ans, maçon, est entré à l'hôpital Beaujon, 2e pavillon, lit n° 33, le 11 août 1874, atteint d'un rétrécissement très serré de l'urèthre. L'obstacle siège à la partie antérieure de la portion membraneuse.

Le début remonte a deux ans, depuis ce temps le jet d'urine a toujours été en diminuant et le malade ne pisse plus que goutte à goutte ; la miction détermine une douleur cuisante.

Le malade a été atteint autrefois de blennorrhagie. M. Le Fort après plusieurs tentatives finit par introduire une petite bougie filiforme qu'il laisse à demeure.

Le lendemain, il passe sans difficulté ses trois cathéters métalliques et laisse une sonde à demeure n° 18 qui sort de l'urèthre dans le courant de la nuit. Tout se passe très bien et le 22 août le malade quitte l'hôpital après qu'on lui a passé un cathéter Béniqué n° 40. Il continuera à se sonder avec une bougie n° 18.

Observation XVI.

(Recueillie à l'hôpital Cochin, service de M. Le Fort).

Rétrécissement de l'urèthre.

D..., âgé de 43 ans, commerçant, est entré à l'hôpital Cochin le 19 avril 1872, salle Saint-Ferdinand, lit n° 5, atteint de rétrécissement de l'urèthre.

Cet homme a eu trois blennorrhagies, la première à l'âge de 23 ans a duré trois ou quatre ans, la seconde contractée à l'âge de 29 ans a duré trois semaines, la troisième prise à 35 ans a eu également peu de durée.

Le malade a déjà été soigné deux fois pour son rétrécissement d'abord à l'hôpital du Midi, et il y a quatre ans par M. Cusco à Lariboisière. Le traitement employé a été la dilatation temporaire.

Depuis un mois environ les difficultés pour uriner ont reparu, aujourd'hui l'urine ne coule plus que goutte à goutte et la vessie est très longue à se vider.

20 avril. On ne peut réussir à passer la plus petite bougie. — Bain.

Le 29. Jusqu'à ce jour on n'a pu passer la plus petite bougie; M. Le Fort introduit alors dans le canal de l'urèthre jusqu'au rétrécissement une bougie renfermant un fil métallique mis en communication avec un bouton métallique qui termine la bougie; on fait passer un courant assez fort.

1er mai. Même électrolyse, douleur assez considérable.

Le 5. La peau du prépuce est le siège d'un œdème assez marqué.

Le 14. On arrive à passer une bougie n° 4 qu'on laisse à demeure.

Le 15. On repasse la même bougie qui s'était échappée pendant la nuit.

Le 17. M. Le Fort passe ses trois cathéters, très peu de sang; sonde à demeure n° 16.

Le soir, les urines sont sanguinolentes ; pouls 90, un peu de mal de tête.

Le 25 mai, le malade quitte l'hôpital pouvant se sonder lui-même.

Observation XVII.

(Recueillie à l'hôpital Beaujon, service de M. Le Fort).

Rétrécissement de l'urèthre. — Orchite double, vaginalite suppurée.

R... (Alexandre), âgé de 48 ans, entre à l'hôpital Beaujon, dans le service de M. Le Fort, le 22 janvier 1875.

Il est atteint d'un rétrécissement du canal de l'urèthre. Les difficultés pour uriner ont commencé il y a quatre mois environ. Jamais il n'y a eu de rétention d'urine complète, et jusqu'à présent le malade n'a subi aucun traitement.

Comme antécédents, ce malade n'accuse qu'une blennorrhagie dont l'existence remonte à une vingtaine d'années et qui a cédé aux moyens ordinaires.

Depuis quatre mois il a remarqué que le jet d'urine était moins gros, moins volumineux et s'accompagnait de douleurs et d'un sentiment de pesanteur au niveau du périnée, que les envies d'uriner étaient plus fréquentes. Le jet d'urine avait perdu de sa force de propulsion et était contourné en spirale.

A l'examen direct, on essaye de passer des bougies de différents calibres ; on est arrêté au niveau de la portion membraneuse.

Il existe deux rétrécissements qu'on parvient à franchir avec une bougie n° 6 ; on la laisse à demeure pendant 48 heures, le malade urine assez facilement entre la bougie et les parois uréthrales. Le soir de l'introduction de la bougie quelques douleurs se font sentir, on applique un cataplasme sur le ventre.

25 janvier. On passe une bougie conductrice sur laquelle on visse d'abord le premier, puis le second cathéter : on introduit ensuite et on laisse à demeure une sonde en gomme n° 13 de la filière.

Le 27. On passe successivement les bougies des n°s 11, 13, 15, 17, 19, 21 et 22, elles pénètrent assez facilement, on sent cependant qu'on est arrêté en deux points, enfin on laisse à demeure une sonde n° 20.

Vers 1 heure de l'après-midi, le malade commence à ressentir quelques légers frissons. A 6 heures du soir, la peau est moite et couverte de sueur. Céphalalgie, douleurs abdominales. 100 pulsations.— Cataplasmes sur le ventre. Sulfate de quinine: 0,50 centig.

Le 30. Encore des frissons pendant la journée, peau moite. 90 pulsations, douleurs dans les reins et à l'hypogastre.

2 février. Le testicule droit est devenu douloureux, il a augmenté de volume. La peau du scrotum est rouge et tendue. Orchite.

Le 5. Le testicule gauche s'enflamme également, et une sciatique symptomatique se fait sentir du même côté. Rougeur très grande du scrotum ; douleurs très vives ; on applique 10 sangsues.

Le 8. Incisions sur le scrotum du côté gauche, issue de sérosité mélangée de pus (vaginalite suppurée).

Le 15. Ouverture spontanée d'un abcès formé de l'autre côté.

Le 18. Tuméfaction et fluctuation manifeste du testicule gauche au niveau de la partie antérieure. Incision.

2 mars. Elimination de quelques tubes séminifères.

Le 26. Le malade sort complètement guéri.

Réflexion. — Cette observation est la seule dans laquelle on voit que le traitement par la dilatation immédiate progressive ait été suivi d'un accident réellement grave. En lisant cependant avec attention l'histoire de ce malade, on remarque que le début des accidents n'est survenu que deux jours après le passage des cathéters métalliques, mais qu'il a au contraire coïncidé presque immédiatement avec l'introduction successive de nombreuses bougies dans le canal de l'urèthre. Je pense donc qu'il est légitime de regarder la dilatation rapide, faite au moyen de bougies introduites en grand nombre dans l'urèthre, comme la seule cause de la complication et non le passage des cathéters.

Observation XVIII (personnelle).

(Recueillie à l'hôpital Beaujon, service de M. Le Fort).

Rétrécissement de l'urètre, ponction de la vessie.

R... (Antoine), âgé de 28 ans, chaudronnier, est entré à l'hôpital Beaujon, service de M. Le Fort, 1er pavillon, lit 26, atteint d'un rétrécissement très étroit de l'urèthre avec rétention d'urine, le 21 février 1878.

A l'âge de 17 ans, cet homme eut une blennorrhagie assez légère qu'il traita par des injections d'eau sédative, cette uréthrite ne guérit jamais complètement et c'est à cet âge que le malade fait remonter le début de son rétrécissement, il en a toujours souffert sans se plaindre et ne s'est pas encore fait soigner.

Depuis deux mois les symptômes du rétrécissement se sont beaucoup aggravés et le malade n'urine qu'avec les plus grandes difficultés; enfin, le 21 février il entre à l'hôpital en proie à d'atroces souffrances causées par une rétention d'urine datant de la veille.

Le soir de son entrée à l'hôpital, on parvient à introduire une petite bougie filiforme, le malade est mis dans un bain, mais l'urine ne pouvant s'écouler, on se décide à faire une ponction capillaire de la vessie.

22 février. Le lendemain M. Le Fort introduit dans l'urèthre une bougie conductrice et passe dans l'urèthre son premier cathéter métallique; il laisse à demeure une petite sonde n° 8. L'écoulement muco-purulent qui existait déjà depuis de nombreuses années a un peu augmenté.

La sonde n° 8 est laissée à demeure pendant quarante-huit heures et remplacée le 24 février par une sonde n° 13, qu'on laisse encore à demeure.

Le 27. On passe facilement dans le canal une bougie n° 18 que le malade garde seulement pendant dix minutes. Depuis ce temps le malade urine mieux et il n'y a plus qu'un peu de gêne à la fin de chaque miction; l'écoulement uréthral, bien qu'ayant diminué, est toujours assez abondant.

1er mars. Le malade se plaint depuis quelques jours de douleurs pendant la miction, et d'envies d'uriner plus fréquentes ; on cesse le passage des bougies et on fait prendre plusieurs bains.

Le 13. Les envies d'uriner sont encore assez fréquentes, mais il n'y a plus que peu de douleurs ; l'uréthrite persiste toujours.

Le 17. On commence la dilatation temporaire avec une bougie n° 14, et le 26 mars le malade quitte l'hôpital, pouvant se sonder lui-même.

Réflexion. — Nous avons cité cette observation, bien qu'elle rentre plutôt dans le cadre de la dilatation permanente que dans celui de la dilatation immédiate progressive. Elle montre en effet l'usage qu'on peut faire des cathéters métalliques quand il est urgent de passer une sonde dans la vessie ; on peut avec eux frayer d'avance la voie à la sonde et arriver ainsi à rétablir le cours des urines quand tout autre moyen aurait échoué.

Observation XIX.

(Recueillie à l'hôpital Lariboisière, service de M. Le Fort).

Rétrécissement de l'urèthre.

Ce malade a eu une blennorrhagie à l'âge de 19 ans, elle fut mal soignée et la guérison en a été incomplète, il est resté une blennorrhée qui depuis a toujours persisté.

Il y a 6 ans que la miction a commencé à devenir très difficile ; ces difficultés pour uriner ont d'abord été intermittentes, mais peu à peu elles finirent par devenir continuelles. Quand le malade entre dans le service le 25 octobre 1872, salle Saint-Ferdinand, lit n° 34, il est impossible de passer une bougie filiforme, on sent qu'elle pénètre dans une masse indurée au niveau de la partie membraneuse.

28 octobre. Seconde tentative de cathétérisme et même insuccès.

Le 29. On recommande au malade de ne pas uriner longtemps avant la visite du matin, et en essayant de le sonder immédiatement après la miction, on ne peut encore passer une bougie filiforme.

2 novembre. On introduit une bougie à électrolyse et presque immédiatement après avoir fait passer un courant on peut faire pénétrer la bougie dans l'urèthre : on la laisse à demeure ; le soir les douleurs sont très vives, le malade n'a pu uriner et on est obligé de retire la bougie.

Le 3. On essaie en vain d'introduire une autre bougie.

Le 7. Jusqu'à ce jour le cathétérisme a été impossible, le malade urine cependant avec une assez grande facilité, on introduit de nouveau la bougie à électrolyse, on la laisse reposer sur le rétrécissement et après deux minutes on la retire et la remplace par nne petite bougie ordinaire qui passe facilement. Le lendemain on introduit une bougie conductrice et M. Le Fort passe ses trois cathéters métalliques ; on laisse une sonde à demeure.

11 novembre. On continue le traitement par la dilatation temporaire et le 18 novembre le malade quitte l'hôpital complètement guéri et se sondant facilement avec une bougie n° 18.

Observation XX.

(Recueillie à l'hôpital Beaujon, service de M. Le Fort).

Rétrécissement de l'urèthre.

B..., âgé de 44 ans, gardien de la paix, entre à l'hôpital Beaujon le 10 septembre, 2e pavillon, lit nº 48, atteint d'un rétrécissement de l'urèthre.

Le malade a contracté en 1859 une blennorrhagie qui a duré plus d'une année.

Il y a quatre ans que les troubles de la miction ont commencé et depuis cinq mois les difficultés pour uriner sont devenues très grandes; on commence le traitement par la dilatation temporaire, le malade en éprouve une amélioration notable; mais on ne peut arriver à une dilatation suffisante.

24 janvier. M. Le Fort passe ses cathéters métalliques et laisse une sonde molle à demeure, on reprend alors la dilatation temporaire, et le malade quitte l'hôpital le 23 février, pouvant se sonder facilement lui-même.

Observation XXI.

Rétrécissement (de ceux dits infranchissables) de l'urèthre.

(Cette observation et les suivantes sont tirées de la thèse de M. Janicot).

L...., 50 ans, serrurier, entré le 9 novembre 1876, service de M. Le Fort, à Beaujon, 2e pavillon.

Blennorrhagie à 22 ans; depuis deux ans, miction de plus en plus difficile. Actuellement le jet est en vrille. Il tombe sur les bottes depuis quelques mois. Les besoins d'uriner sont fréquents. Quelques gouttes à peine sont émises chaque fois. L'urine sort parfois d'elle-même, probablement par regorgement, car la matité vésicale est considérable et remonte jusqu'à six forts travers de doigt au-dessus du pubis. Cet état dure depuis deux ans et demi sans que le malade ait eu cependant aucun frisson. Teint extrêmement pâle.

Le 9. Après d'assez nombreuses tentatives, on réussit à franchir l'obstacle siégeant dans le canal avec une bougie du plus petit numéro de la filière Charrière (n° 1 = 1|3 de millimètre); encore faut-il pour cela la contourner en vrille. Le rétrécissement paraît siéger à 13 ou 14 centim. du méat, à l'union des portions spongieuse et membraneuse. On a la sensation de deux obstacles successifs, voisins l'un de l'autre. On laisse la bougie quarante-huit heures en place dans le canal.

Le 11. On retire la bougie n° 1. M. Le Fort lui substitue sans trop de difficultés une de ses bougies conductrices du n° 4, au talon de laquelle il visse immédiatement son cathéter métallique n° 1. Il franchit avec lui les rétrécissements et après l'avoir fait aller et venir deux ou trois fois, il lui substitue le cathéter n° 2, puis après celui-ci le n° 3. Les n°s 1 et 2 ont passé facilement ; le cathéter n° 3 a passé lui-même sans difficultés sérieuses. En le retirant, il ramène quelques gouttes de sang. La bougie conductrice, ramenée par le cathéter, est remplacée par une sonde à demeure du n° 18 que l'on pousse jusque dans la vessie. Il s'ensuit une miction très abondante (2 litres d'urine environ). L'urine est légèrement ammoniacale.

Pendant le passage des cathéters, le malade n'a fait entendre aucune plainte. La douleur semble avoir été modérée.

Vers le soir, très léger mouvement fébrile. T. A., 37,5.

Le 12. Matin, 37,2 ; soir, 37,4.

Le 14. On retire la sonde à demeure n° 18 et on passe, par le procédé de dilatation rapide, les bougies n°s 22, 24, 27, 29.

Le 15. Le malade sait se passer de bougies. Il urine facilement et librement. On le munit d'une bougie n°18 avec recommandation de s'en servir tous les jours pendant un mois, puis tous les deux jours pendant deux mois, etc. Il quitte l'hopital le 16.

Observation XXII.

Rétrécissement de l'urèthre. — Dilatation immédiate progressive.

T..., Frédéric, 26 ans, forgeron, entré le 29 novembre, 2e pavillon, n° 39 bis, Beaujon, service de M. Le Fort.

Chaudepisse il y a quatre ans. Traitée par l'opiat, sans injections, ayant duré trois mois.

Le malade se plaint de pisser difficilement depuis deux mois et s'en tourmente beaucoup. Son inquiétude le pousse à entrer à l'hôpital. Le jet n'est point en vrille. Il est projeté à une distance encore convenable.

Le 29, jour de l'entrée, on peut passer à travers le rétrécissement une bougie n° 10. Les n°s 11 et 12 passent aussi, mais difficilement. Le 12 surtout est serré dans le canal. On oublie de mettre une sonde à demeure

Le 30. Le n° 6 passe, mais assez difficilement. On le laisse à demeure.

1er décembre. On retire la bougie pour lui substituer une bougie conductrice du même numéro sur laquelle M. Le Fort visse successivement ses trois cathéters. Ils franchissent tous les trois le rétrécissement.

Avec le dernier on ramène la bougie conductrice que l'on remplace par une sonde de gomme n° 18 laissée à demeure.

Pas la moindre hémorrhagie pendant le passage des cathéters. Pas de douleur vive.

Le 2. On retire la sonde à demeure et on passe successivement, par le procédé de dilatation rapide, des bougies n°s 22, 23, 24, 25 et 26.

Le malade sort le jour même, muni d'une bougie n° 18 dont il sait se servir.

Observation XXIII.

M... (Théodore), 43 ans, entré le 16 avril 1872, hôpital Lariboisière, salle Saint-Ferdinand, n° 19 bis, service de M. Le Fort.

Opéré d'un phimosis en 1859 par Velpeau. Aurait eu un chancre mou en même temps. En 1866, hydrocèle opérée par M. Desormeaux.

En 1867, une blennorrhagie qui a duré quatre mois; traitement par le cubèbe et le copahu et les injections au vin aromatique pendant trois semaines. A remarqué depuis environ un an que son jet d'urine était moins considérable, irrégulier, divisé en plusieurs filets, et qu'il avait besoin de beaucoup d'efforts pour uriner. Actuellement eczéma des bourses,

16 avril. Un catéthérisme explorateur permet de constater plusieurs rétrécissements. On peut cependant les traverser avec une bougie n° 6 qu'on laisse à demeure.

Le 20. On introduit dans le canal une bougie conductrice sur laquelle M. Le Fort visse et passe successivement les cathéters métalliques nos 1 et 2. On laisse à demeure une bougie n° 12.

Le soir, le malade accuse une fièvre intense. Pouls à 120. Quelques frissons dans la journée. Vomissements. A perdu du sang en assez grande quantité, environ deux cuillerées à café. Il dit qu'il n'a jamais été sondé de sa vie. Sulfate de quinine 0,60.

Le 21. La fièvre a disparu, le pouls est normal, mais le malade est abattu.

Le 23. Même état. Il conserve toujours la sonde n° 12. Un peu de pus sort par le méat.

Le 25. On passe le n° 15.

Le 26. On passe successivement les nos 18, 20, 22, 24, par le procédé de dilatation rapide; pas d'accidents. Le malade, qui urine bien et sait se sonder, quitte l'hôpital le 1er mai, muni d'une sonde n° 18.

Observation XXIV.

B... (Jean), 28 ans, entré le 21 juillet 1876, salle Saint-Edouard, n° 2 à Beaujon, service de M. Le Fort.

Chaudepisse à 18 ans, avec écoulement peu abondant, mais ayant duré longtemps : traitement par des injections d'eau blanche. Il y a quatre ans, le malade commença, sans raisons nouvelles, à éprouver quelques difficultés pour uriner. Il pouvait encore pisser, mais lentement, peu à la fois et en éprouvant quelques cuissons, surtout s'il avait fait quelques excès de boisson. Dans ces derniers mois, jet très petit, miction se faisant assez souvent goutte à goutte, mais jamais rétention complète d'urine jusqu'à ees derniers jours, où il a vu son jet diminuer encore et sa miction devenir plus pénible. Fréquentes envies de pisser, mais grandes difficultés de les satisfaire. Enfin, le 18 juillet courant, au matin, rétention absolue d'urine jusqu'au 20, à midi. Un médecin réussit à le sonder avec une très petite sonde et à vider la vessie, mais il ne peut en passer une plus grosse à demeure, et comme la rétention recommençait, le malade entre à l'hôpital.

21 juillet. Tisane adoucissante; repos au lit et grand bain.

Le 22. On tente le cathétérisme avec une sonde ordinaire en argent; on ne peut passer. Il en est de même avec une sonde plus petite, en gomme. On se sent arrêté par un rétrécissement au commencement de la portion membraneuse. Comme le malade n'avait pas uriné depuis le 20 au soir, M. Le Fort introduit dans le canal une de ses fines bougies conductrices. Elle traverse le rétrécissement sans difficultés. On adapte immédiatement à son talon le cathéter n° 1, qui passe, puis le n° 2, puis le n° 3, qui passent également. Les deux premiers n'ont amené aucune douleur, mais le malade dit souffrir assez vivement lors du passage du cathéter n° 3, qui amène également quelques gouttes de sang. Ce cathéter est retiré, avec la bougie conductrice, et remplacé par une bougie, calibre moyen, qu'on laisse à demeure. Après cette dilatation, le malade pisse facilement autour de la sonde. En une heure, il a uriné trois fois et sans peine. Il se dit soulagé.

Le 22. Le malade a uriné facilement autour de la bougie, qui est maintenue en place.

Le 25. La bougie à demeure, dont le numéro à été un peu augmenté, lui faisant éprouver quelques douleurs qui s'irradiaient de la vessie au scrotum, le malade la retire. Il est immédiatement soulagé.

Le 26. Même état. Urination très facile. On n'a plus remis la bougie.

Le 28. Le malade demande à sortir. Il quitte l'hôpital muni d'une bougie n° 18.

Observation XXV.

S... (Lucien), 29 ans, entré le 29 mars 1872, salle Saint-Ferdinand, n° 33, hôpital Lariboisière, service de M. Le Fort.

Blennorrhagie il y a cinq ans (en 1867), non traitée et ayant duré assez longtemps. Depuis un an, diminution dans la force du jet d'urine ; mais le malade ne s'est préoccupé de sa difficulté croissante d'uriner que depuis deux mois, A cette époque, il a éprouvé des symptômes de cystité. Douleurs intermittentes ayant duré environ huit jours. Comme traitement, grands bains, repos et tisanes rafraîchissantes. Les douleurs avaient disparu mais elles étaient revenues depuis huit jours, après une longue fatigue en chemin de fer. Le malade ne pouvait plus uriner à cause de la douleur.

Le 30. A son entrée, plus de douleurs. Urine sans souffrir, mais le jet est très faible et la miction lente. Le cathétérisme fait reconnaître un retrécissement au niveau de la portion membraneuse. On ne réussit à passer qu'une bougie n° 3. Elle est laissée en place vingt-quatre heures.

Le 31. M. Le Fort remplace la bougie n° 3 par une de ses bougies conductrices sur laquelle il visse et passe successivement ses trois cathéters métalliques. On laisse à demeure une sonde n° 15.

1er avril. On passe des bougies nos 16, 17 et 18. On laisse à demeure une sonde n° 18,

Le 3. Le malade quitte l'hôpital, urinant facilement et muni d'une sonde n° 18. Il n'a eu ni fièvre, ni hémorrhagie.

Observation XXVI.

Rétrécissement de l'urèthre.— Orchite subaiguë droite.—Hypospadias.

Varicocèle à gauche.

G... (Raoul), 22 ans, salle Saint-Honoré, n° 28, à Lariboisière, service de M. Le Fort. Entré le 26 février 1872.

Il y a un an et demi, blennorrhagie ayant duré six mois. Traitée par des injections à l'eau blanche. A la suite, gonorrhée qui a persisté jusqu'à une époque qui remonte à quatre ou cinq mois. Depuis un an gêne pour uriner. Jet d'un très petit diamètre. Efforts pour uriner, mais la miction n'est pas douloureuse. Depuis deux jours, testicule droit douloureux, tuméfié, scrotum rouge.

Le malade entre à l'hôpital pour ce testicule. Le gonflement porte sur cet organe et sur l'épididyme, surtout sur l'épididyme, qu'à la palpation on sent gonflé et douloureux. On constate un varicocèle gauche. Le canal de l'urèthre est exploré au point de vue de la gêne de la miction. On trouve un hypospadias et un rétrécissement au niveau de la portion membraneuse. Le rétrécissement admet assez facilement une bougie n° 8 Charrière. Le n° 10 passe même, mais le malade accuse de la douleur au moment où la bougie arrive au contact du rétrécissement. On la retire après cette exploration. Comme traitement, repos, cataplasmes, extrait de belladone.

2 mars. On passe des bougies nos 9 et 10. Le 9 est laissé à demeure.

Le 3. La bougie 9 est retirée et remplacée par une des bougies conductrices, sur laquelle M. Le Fort visse et passe les cathéters métalliques nos 1 et 2. Une sonde 15 est fixée à demeure.

Le 4. On passe des bougies 16, 17, 18. Le n° 19 ne peut passer. Sonde 17 à demeure pendant 48 heures.

Le 11. Le malade sort, urinant facilement, et muni d'une sonde nº 18. N'a eu ni fièvre, ni perte de sang.

Observation XXVII.

B... (Edmond), 39 ans, entré le 13 juin 1876, dans le service de M. Le Fort, à Beaujon.

Dit n'avoir jamais eu de chaudepisse ni de plaie du canal de l'urèthre. Réquisitionné par les Prussiens en 1870, il a été exposé pendant plusieurs jours et plusieurs nuits à des froids excessifs. A la suite de ces froids, paralysé de la jambe droite pendant plusieurs semaines et incontinence d'urine, puis impossibilité d'uriner pendant trois jours. Il y a trois ans, premiers symptômes de rétrécissement disparus après un mois de traitement, revenus, sans cause appréciable, il y a huit jours. Envies fréquentes d'uriner. Urine souvent, mais peu à la fois, et sur ses bottes. Le jet n'a donc aucune force de projection.

14 juin. On constate un peu de cystite. Urine chargée, se décomposant facilement et ayant une forte odeur ammonicale. Au cathétérisme, avec une sonde d'argent ordinaire, on est arrêté complètement un peu en avant de la portion membraneuse de l'urèthre par un rétrécissement. On peut seulement franchir cet obstacle avec une fine bougie filiforme qu'on fixe à demeure.

Le 15. On remplace la bougie filiforme par une bougie conductrice d'un calibre un peu plus fort, qu'on laisse à demeure pendant quarante-huit heures

Le 17. On passe sur la bougie conductrice les cathéters métalliques nºs 1 et 2, qui passent facilement. Le nº 3 est plus long à pénétrer. On sent qu'il est fortement serré au niveau du rétrécissement. Il passe néanmoins. On le retire ensuite lestement, ainsi que la bougie conductrice, et on introduit immédiatement, et sans difficulté, une sonde de gomme nº 15, à travers laquelle il s'échappe une quantité considérable d'urine. On laisse cette sonde à demeure.

Le 20. On retire la sonde, qui a été très bien tolérée. Le malade urine facilement et seul.

Le 21. Depuis qu'il a eu si froid en 1870, le malade a de temps en temps des paralysies intermittentes de la vessie, de durée variable. Il est pris d'un de ces accès. En effet, il urine continuellement et involontairement, goutte à goutte, mouillant son linge. Cet état persiste, tout en s'améliorant un peu, jusqu'au 3 juillet.

Du 3 au 5, amélioration très rapide.

Le 5, l'incontinence a disparu. Le malade sort, urinant facilement. On lui donne une sonde n° 18, avec recommandation de s'en servir de temps en temps.

Observation XXVIII.

R..., 34 ans. Deuxième pavillon, n° 31, hôpital Beaujon, service de M. Le Fort.

Blennorrhagie, il y a six ans, ayant duré un an; il est survenu alors un rétrécissement de l'urèthre gênant la miction à un point tel, que l'urine, ne sortant plus par jet, tombait goutte à goutte sur les souliers du malade. Ce dernier fut traité à Oran par la dilatation ordinaire, et quitta l'hôpital à peu près complètement guéri. Ayant, depuis, négligé de se sonder de temps à autre, son rétrécissement est arrivé à peu près au point où il était lors de l'entrée à l'hôpital d'Oran.

7 mai. On passe dans le rétrécissement une bougie n° 3, qu'on laisse à demeure quarante-huit heures.

Le 9. On remplace cette bougie par une bougie conductrice, sur laquelle M. Le Fort visse et passe ses trois cathéters métalliques. Après avoir retiré le dernier, on laisse une sonde à demeure n° 15.

Le 10. On passe successivement des bougies n°s 15, 16, 17, 18, 19, 21 et 23. Sonde 18 à demeure.

Le soir à six heures, le malade a un frisson. Chaleur modérée de la peau. Ces accidents disparaissent d'eux-mêmes à dix heures du soir.

Le 15. Le malade sort, urinant facilement et muni d'une sonde 18 avec laquelle il sait se sonder.

Dé quelques autres applications de la dilatation immédiate par les cathéters coniques de M. le professeur Le Fort.

L'appareil instrumental de M. le professeur Le Fort, destiné à pratiquer la dilatation immédiate progressive, peut encore être utilisé d'une façon différente.

On peut facilement en effet avec les cathéters coniques et la bougie conductrice faire le cathéterisme forcé ou la dilatation consécutive à l'uréthrotomie interne.

Nous avons assez insisté, dans les chapitres précédents, sur la douceur qui doit toujours présider aux manœuvres opératoires, pour qu'on ne pense que nous en soyons venu maintenant à recommander la violence : cependant dans certains cas exceptionnels, dont nous ne poserons pas les indications, mais où le chirurgien jugerait utile d'avoir recours à la force et de dilater séance tenante un rétrécissement, il est clair que le cathétérisme forcé pratiqué sur conducteur serait à coup sûr moins dangereux que fait à l'aveugle comme le recommandait Mayor.

L'idée de cette partie de notre travail, aussi bien pour le cathétérisme forcé que pour la dilatation consécutive à l'uréthrotomie interne, nous a été fournie par notre collègue et ami M. le Dr Henri Picard ; les observations qui vont suivre ont été recueillies à sa clinique ; les deux premières montrent que le cathétérisme forcé, pratiqué comme nous venons de l'indiquer, a été sans suites fâcheuses ; nous croyons cependant, malgré ces résultats heureux, qu'on doit être bien réservé sur l'emploi de ce moyen ; quant aux trois autres elles prouvent l'efficacité des dilatateurs Le Fort pour pratiquer la dilatation consécutive à l'uréthrotomie interne, et ici nous nous associons sans réserve à l'heureuse adaptation qu'à faite le Dr Picard des instruments destinés à la dilatation immédiate progressive.

Obs. I. — G... (Louis), âgé de 37 ans, tailleur de pierres, blennorrhagie contractée il y a cinq ans, assez violente, qui n'a cependant été compliquée ni de pissement de sang, ni suivie de goutte militaire. Néanmoins, depuis une année environ, sa miction s'accomplit avec une difficulté chaque jour croissante, si bien qu'aujourd'hui, mardi, 19 mai 1878, il n'urine plus que goutte à goutte. Cet homme ne pouvant être traité chez lui, ne voulant pas, d'un autre côté, entrer à l'hôpital ni rester longtemps en traitement, je songe à employer la méthode du professeur Le Fort que je modifie de la manière suivante : M. Le Fort, avant de passer ses bougies métalliques, laisse à demeure pendant vingt-quatre heures la bougie conductrice; moi, je supprime ce temps de l'opération qui a pour but de ramollir les tissus indurés et de faciliter la marche des cathéters de métal. Ayant placé la bougie filiforme, je visse immédiatement sur elle et je pousse à sa suite le cathéter n° 12. A ma grande surprise, et quoique les tissus soient très résistants, je parviens, par un mouvement très observé, jusque dans la vessie. Retirant le n° 12, je recommence la même manœuvre avec le n° 17. Comme le précédent et sans plus de difficulté il traverse l'obstacle. Encouragé par ce succès, je prends le n° 22 et, après l'avoir vissé sur ma bougie conductrice, je m'efforce de lui faire suivre la même route qu'aux précédents ; mais je suis invinciblent arrêté : le rétrécissement m'oppose un obstacle infranchissable. Du reste, le malade a bien supporté l'opération qui n'a pas été trop douloureuse. Une quantité de sang pouvant être évaluée à une demi-cuillerée a café s'est écoulée après les manœuvres ; c'est le phénomène le plus remarquable qu'elles aient présenté.

Deux jours après, le 21 mai, le malade revient, la miction s'accomplit facilement quoique avec un peu de cuisson. Les mêmes manœuvres sont répétées, mais après avoir passé les nos 12 et 17, comme dans la séance précédente, le 22 se trouve encore arrêté. Les plus grands efforts, conduits toutefois avec prudence, sont impuissants à le faire avancer.

26 mai. Troisième séance identique aux précédentes ; seulement un élève ayant retiré un peu brusquement l'appareil instrumental il a coulé plus de sang. Du reste nous n'avons pas été plus heureux avec le n° 22.

En résumé, nous avons fait là un catéthérisme forcé progressif dans un rétrécissement étroit, car il ne laissait passer qu'une olive n 9. Ce catéthérisme forcé n'a pas eu de conséquence grave, puisque le malade, à qui on n'a pas laissé de sonde à demeure a continué son travail pendant tout le cours du traitement. Les seuls symptômes observés furent, comme je l'ai dit, un peu de cuisson en urinant, un peu de malaise après les séances et enfin l'écoulement sanguin déjà signalé.

Nous avons, après la dernière séance, recommandé au malade de se passer tous les huit jours une bougie conique à bout olivaire n° 15.

Obs. II. — Le nommé Rousseau, employé de commerce, se présente à moi le 15 juin 1878, il est âgé de 27 ans et éprouve depuis une année des difficultés pour uriner. A 19 ans il a eu une première blennorrhagie violente qui a duré trois mois. A 22 ans, seconde blennorrhagie presque indolore qui guérit en deux mois, mais laisse à sa suite un léger suintement, sujet à des exacerbations consécutives aux excès alcooliques ou de coït. Encouragé par ce qui s'était passé chez mon premier malade, j'essaie immédiatement le même traitement. La bougie conductrice étant introduite, je passe le premier cathéter rigide n° 12. La traversée du rétrécissement s'opère facilcment et je passe ensnite le n° 17 qui éprouve un peu plus de difficulté dans sa marche. Néanmoins j'essayai d'introduire le troisième cathéter, c'est-à-dire le n° 22, mais ici, comme dans l'observation précédente, je rencontrai une résistance invincible.

Deux autres séances eurent lieu dans les mêmes conditions, toujours en commençant par le n° 12 ; le malade ne ressentit aucun malaise, mais chaque fois il s'écoula une petite quantité de sang, aussitôt après qu'on eut retiré le cathéter.

Les chirurgiens qui ont pratiqué souvent l'uréthrotomie interne savent qu'on rencontre parfois de grandes difficultés pour faire la dilatation consécutive. Souvent, en effet, le bec des cathéters ou l'extrémité olivaire des bougies vient buter dans les culs-de-sac ou anfractuosités qui se rencontrent si fréquemment, à l'état pathologique, sur la paroi inférieure du canal de l'urèthre ; et il en résulte qu'on ne peut faire progresser ces instruments qu'après des tâtonnements pénibles pour le malade, et que parfois même on échoue complètement.

Pour obvier à cet état de chose, M. le professeur Guyon avait imaginé de n'introduire dans l'urèthre les cathéters Béniqué, munis à cet effet d'un pas de vis en maillechort, que vissés sur une bougie conductrice ; mais le volume considérable de l'extrémité du cathéter, par rapport au petit diamètre de la bougie conductrice, constitue souvent un obstacle sérieux à la facile pénétration de l'instrument métallique, et c'est là une raison qui doit faire préférer, pour un usage analogue, les cathéters coniques du professeur Le Fort.

Les observations qui vont suivre montrent que le Dr Picard a parfaitement réussi en se servant des cathéters coniques pour pratiquer la dilatation consécutive à l'uréthrotomie interne, et même, dans l'observation II, à une époque très éloignée de l'opération primitive.

Obs. I. — Duren, 31 ans. Constitution et antécédents excellents. A 17 ans, première blennorrhagie très violente et cordée. Pendant le cours de cette affection il s'embarque comme novice sur un bâtiment et se rompt l'urèthre au périnée en tombant à cheval sur une vergue. A la suite de cet accident, il urina une assez grande quantité de caillots sanguins, eut de la fièvre ; mais comme il était sur un bâtiment de commerce où son concours était nécessaire, il ne se coucha pas et ne fut pas soigné.

Deuxième blennorrhagie à 25 ans dont la période aiguë dure quinze jours, mais qui persiste deux ans à l'état chronique.

Je le vois le 17 février 1879. Son méat ne laisse passer que l'explorateur n° 18 de la filière Charrière qui se trouve arrêté à 5 centimètres. Là existe un rétrécissement n'admettant qu'une bougie n° 3, c'est-à-dire de 1 millimètre de diamètre.

Ayant résolu de lui faire subir l'uréthrotomie interne, je l'opère le 19 avril à 4 heures du soir. La lame fait trois ressauts, correspondant à trois obstacles dont le dernier, au niveau du bulbe, est très résistant.

Dans la soirée, léger mouvement fébrile.

20 avril. Apyrexie complète. Pas d'hémorrhagie secondaire, la primitive a été insignifiante. La sonde à demeure est enlevée vingt-quatre heures après l'opération.

Le 21. Le malade sort du lit et va, malgré nos recommandations, chez son père qui demeure loin de chez lui.

La fièvre, le pyrosis, la céphalalgie frontale qui tourmentaient souvent le malade disparaissent à la suite de l'opération. Cet homme à qui j'avais recommandé de revenir vingt jours après l'opération, ayant été emprisonné au Cherche-Midi, pour n'avoir pas satisfait à ses obligations militaires, ne revient que le trente-unième jour.

J'ai alors recours à la méthode du professeur Le Fort, j'introduis la bougie conductrice filiforme et je visse le cathéter rigide n° 12 qui passe facilement. Retiré aussitôt, je le remplace par le n° 17. Il ne s'écoule pas de sang, le malade n'a pas souffert, mais, comme le méat est encore trop étroit pour permettre dans la suite le passage de bougies un peu volumineuses, je le débride en sectionnant sa commissure inférieure.

3 juin. Nouvelle séance dans laquelle je débute par le n° 17 que je remplace par le n° 22. Celui-ci cause un peu de douleur et provoque un léger écoulement sanguin, mais passe assez facilement.

Depuis, une séance identique et avec les mêmes numéros a encore été faite sans qu'il sorte une goutte de sang et le malade n'a plus été revu.

Obs. II. — Hartmann, 30 ans, bien constitué. A 14 ans, première blennorrhagie guérie en deux mois par le copahu et les injections.

Deuxième blennorrhagie à 17 ans; même durée et même traitement.

Troisième blennorrhagie à 23 ans. Celle-ci persiste à l'état chronique sous forme de goutte militaire pendant quatre ans.

A 24 ans, le malade part pour la Havane et suit alors un traitement avec des injections très concentrées au nitrate d'argent. Bientôt il s'aperçoit de l'existence d'un rétrécissement à l'urine qui ne sortait plus qu'avec difficulté, difficulté devenue en peu de temps telle, qu'il est contraint de s'accroupir pour satisfaire à ses besoins, et encore est-il obligé de rester très longtemps dans cette position.

En février 1878 le rétrécissement, ayant été reconnu par un médecin du pays, est d'abord dilaté par le séjour permanent d'une très fine bougie, mais la dilatation étant impuissante, on pratique l'uréthrotomie avec l'instrument de Maisonneuve. Tout se passe bien; seulement, quoique le malade reste vingt-deux jours à l'hôpital, le médecin le renvoie sans lui pratiquer ni lui conseiller la dilatation consécutive.

Je le vois à ma clinique neuf mois après l'opération. A ce moment le canal est de nouveau très rétréci. C'est avec beaucoup de difficulté et en accrochant un grand nombre de brides, que je parviens à introduire le n° 6. Cependant je continue la dilatation, et après beaucoup de peine je n'arrive à introduire que le n° 8; le n° 9 plie contre l'obstacle.

En présence de ces difficultés et d'une opération encore récente, je ne m'arrête pas à l'idée d'une nouvelle uréthrotomie interne, mais à celle de l'emploi de l'appareil Le Fort.

La bougie conductrice filiforme étant introduite, je pousse sur elle le n° 12. Celui-ci arrivé dans la vessie avec une certaine difficulté; le malade souffre un peu et rend quelques gouttes de sang une fois la bougie enlevée.

Deux jours après, je reprends les mêmes manœuvres en poussant jusqu'au n° 17. Douleur et léger écoulement de sang la première fois.

Au bout de quatre jours, nouvelle séance dans laquelle j'arrive à passer le n° 22. Comme précédemment, le cathétérisme provoque une souffrance assez vive et la sortie de quelques gouttes de sang.

A partir de ce jour je fais, à deux jours d'intervalle, quatre séances dans lesquelles je passe successivement chaque fois le 17 et le 22. Le cathétérisme, de plus en plus facile, n'est plus douloureux.

Enfin, je complète la dilatation au moyen des cathéters Béniqué, 45 et 46.

Le canal qui était dur au pourtour, difficile à traverser, laisse passer aujourd'hui, 7 juin, de grosses bougies avec facilité; on n'y sent plus d'obstacles, il est très souple, et le malade peut se sonder tous les cinq jours avec une bougie conique en gomme élastique n° 18 qui n'est jamais arrêtée.

Obs. III. — Lafargue (Timothé), 60 ans. Blennorrhagie il y a très longtemps; difficulté de la miction depuis plus de trente ans. Ce malade, qui a été pris plusieurs fois de rétention d'urine, a été souvent sondé, à Bordeaux en particulier, où le cathétérisme a provoqué la sortie d'une abondante quantité de sang.

Aujourd'hui, 19 mai, le cathétérisme est extrêmement difficile; une bougie filiforme accroche à chaque instant et se trouve fort serrée au niveau du bulbe.

20 mai. Dans la soirée une bougie n° 3, munie d'un pas de vis et d'une plaquette Le Fort, est placée à demeure, et le lendemain 21 l'uréthrotomie est pratiquée dans la matinée. La lame rencontre un noyau très dur au niveau du bulbe.

Quand je veux passer la sonde à demeure, je ne puis y parvenir malgré le conducteur métallique, et n'ayant pas de sonde conique à bout renflé, je suis obligé de laisser le malade le canal libre ; tout en craignant beaucoup à cause de son âge la fièvre urineuse, je lui recommande de retenir son urine le plus qu'il pourra et de boire du lait. Fidèle à ma recommandation le malade n'urine qu'au bout de huit heures.

A ce moment, l'écoulement sanguin, qui avait été insignifiant au moment de l'opération, se montre de nouveau. Il est abondant et dure jusqu'au lendemain matin. A cet instant il s'arrête spontanément.

Le plus curieux dans cette observation, c'est que malgré son âge, 60 ans, malgré l'absence de sonde, malgré l'hémorrhagie, ce malade n'a pas eu l'apparence même de la fièvre. Le lendemain de l'opération il a mangé et bu comme d'habitude, et est sorti le surlendemain.

Au bout de vingt jours, quand le malade revient pour la dilatation consécutive, impossible de lui passer ni le n° 14 en gomme élastique, ni le 28 Béniqué.

En face de cette difficulté, j'ai de nouveau recours à l'appareil Le Fort, et, la bougie filiforme introduite, je passe le n° 17. Deux jours après le 17 et le 22, et cela toutes les trois semaines, car le malade ne peut venir plus souvent.

DEUXIÈME PARTIE

Traitement des rétrécissements de l'urèthre peu serrés et facilement dilatables par la dilatation rapide, d'après le procédé de M. le professeur Le Fort.

Réservant son procédé de dilatation immédiate progressive pour les rétrécissements de l'urèthre étroits, indurés, difficiles à franchir, M. le professeur Le Fort a imaginé un autre mode de dilatation rapide pour les rétrécissements peu serrés et facilement dilatables ; mais avant d'en exposer le manuel opératoire et les résultats nous désirons faire quelques réserves. Nous pensons que dans les cas simples, alors que le jet d'urine a encore un certain volume et est projeté à quelque distance, qu'il n'existe pas de troubles fonctionnels bien appréciables, que rien ne fait redouter une complication prochaine, nous pensons, dis-je, que la dilatation temporaire faite avec lenteur et prudence, en répétant les manœuvres de cathétérisme au plus tous les deux jours, est le meilleur moyen de traitement qui puisse être mis en usage. Aussi peut-on formuler comme une règle générale que dans les cas de rétrécissements de l'urèthre peu étroits et facilement franchissables c'est à la dilatation temporaire qu'il faut avoir recours. Diverses raisons peuvent cependant décider le chirurgien à une intervention plus rapide, par exemple l'insuccès de la dilatation temporaire, le désir bien motivé du malade d'être débarrassé promptement de son infirmité, l'existence d'une contracture spasmodique de la portion membraneuse de l'urèthre, sont autant de motifs pour dilater le canal uréthral, suivant le procédé recommandé par M. le professeur Le Fort.

« Lorsque, dit l'auteur, le rétrécissement n'est pas tellement serré qu'on ne puisse y introduire une bougie du n° 12, je n'emploie pas ma méthode de dilatation immédiate, mais j'emploie un procédé qui s'en rapproche beaucoup et qui, lui aussi, est basé sur l'extensibilité que donne à un rétrécissement le séjour d'une bougie placée en permanence dans l'urèthre pendant vingt-quatre heures. J'engage donc une bougie dans le rétrécissement, et je l'y fixe. Le lendemain on voit, ainsi que je l'ai dit plus haut, que cette bougie d'abord serrée joue à l'aise dans le rétrécissement ; on peut alors la remplacer facilement par une bougie plus forte. On prepare donc d'avance une série complète de bougies depuis le numéro 12 jusqu'au n° 20. L'aide tenant la bougie placée dans le canal, la retient en place, pendant que le chirurgien introduit dans le canal, aussi loin que possible en avant du rétrécissement, une bougie d'un numéro supérieur. Lorsqu'elle a pénétré suffisamment, l'aide retire brusquement la première bougie et le chirurgien pousse rapidement l'autre qui s'engage sans peine dans le rétrécissement. On répète séance tenante la même manœuvre avec des bougies de plus en plus fortes, et souvent en deux séances on arrive jusqu'au n° 21, et pour ma part je dépasse rarement le n° 23. Mais il se passe souvent un phénomène qui donne l'explication du succès de ce procédé. Si par une fausse manœuvre la bougie ne s'engage pas immédiatement dans le rétrécissement, non seulement on échouera dans de nouvelles tentatives pour l'introduire, mais même on ne pourra faire pénétrer une des bougies d'un numéro très inférieur qui tout à l'heure avait facilement pénétré. Cela tient à ce que le canal s'est contracté spasmodiquement sous l'influence des titillations causées par la bougie dans les tentatives infructueuses pour la faire pénétrer, tandis que pendant le passage des autres bougies il s'était en quelque sorte laissé surprendre dans une sorte d'engourdissement passager (1). »

Ce procédé présente quelques inconvénients qui sont largement compensés, il est vrai, par la rapidité des résultats obtenus. Il est assez douloureux, surtout quand on passe dans une même séance un grand nombre de bougies et qu'on arrive aux numéros un peu élevés de la série. La douleur, quoique bien moins vive, persiste encore quelque temps après l'opération, elle s'irradie parfois dans les régions voisines, jusque dans les reins ; elle se fait surtout sentir pendant et après la miction.

La durée du traitement est à peu près aussi longue que dans la dilatation immédiate progressive, et le malade est obligé de garder le lit ou la chambre au moins pendant trois ou quatre jours.

Il n'est pas rare qu'il s'écoule un peu de sang à la suite du passage des bougies ; ce suintement sanguin est sans aucune importance.

Ce procédé de dilatation rapide est sujet à toutes les complications inhérentes au cathétérisme et surtout au cathétérisme trop fréquemment répété et quelque peu forcé : on pourra voir dans une des observations de dilatation immédiate progressive qu'une orchite double avec vaginalité suppurée est survenue le soir même du jour où l'on

(1) Manuel de médecine opératoire de Malgaigne, 8e édition, par M. Le Fort, 1877.

avait passé plusieurs bougies dans l'urèthre pour achever le traitement commencé avec les cathéters coniques.

On peut faire usage de ce procédé pour traiter tous les rétrécissements franchissables de l'urèthre, mais surtout, comme nous l'avons dit, ceux qui sont peu étroits et facilement dilatables ; on peut encore l'employer avec succès pour achever la cure des strictures uréthrales commencée par la dilatation immédiate progressive.

La rapidité des résultats obtenus, la rareté des complications font de ce procédé une arme excellente dans les mains du chirurgien. M. le professeur Le Fort pratiquant surtout aujourd'hui la dilatation immédiate avec les cathéters métalliques ne se sert plus de ce mode de dilatation rapide que pour les rétrécissements en voie de formation et surtout très facilement dilatables ; il a encore supprimé le séjour préalable d'une bougie à demeure et passe successivement les bougies, dès qu'il a constaté l'existence et la nature de la stricture uréthrale.

Observation I.

(Recueillie à l'hôpital Beaujon, service de M. Le Fort, par M. Bide, interne des hôpitaux.)

Rétrécissement de l'urèthre. — Dilatation rapide du n° 9 au n° 24, en une seule séance.

S..., âgé de 57 ans, charretier, est entré à l'hôpital Beaujon, 2e pavillon, lit n° 42, le 24 octobre 1876, atteint d'un rétrécissement de l'urèthre.

Le malade avait eu bien antérieurement plusieurs blennorrhagies, et l'origine de son rétrécissement étant déjà ancienne, il avait été soigné plusieurs fois dans différents hôpitaux de Paris.

Quand il entre à l'hôpital Beaujon, il se plaint de ce que la miction est devenue de plus en plus difficile, et après plusieurs tâtonnements on parvient à introduire une bougie n° 4 de la filière Charrière ; elle est laissée à demeure pendant quarante-huit heures.

Au bout de ce temps on passe les bougies nos 5, 6 et 7. Cette dernière est encore laissée à demeure.

Le lendemain on passe jusqu'au n° 9, mais par suite probablement d'une fausse manœuvre on ne peut introduire le n° 9 et l'on est obligé de redescendre jusqu'au n° 5. L'explication de ce phénomène a été donnée antérieurement.

Le jour suivant, par le même procédé, on revient au n° 9.

Le lendemain on passe dans l'urèthre presque toutes les bougies de la filière, depuis le n° 9 jusqu'au n° 24, et une sonde n° 18 est laissée à demeure.

La dilatation fut poussée les jours suivants jusqu'au n° 26, et le malade sortait le 7 novembre, pouvant se sonder facilement lui-même et sans avoir eu pendant toute la durée du traitement ni le plus petit accès fébrile, ni la moindre hémorrhagie.

Observation II.

(Recueillie à l'hôpital Beaujon, service de M. Le Fort, par M. Bide, interne des hôpitaux.)

Rétrécissement de l'urèthre.

S... (Auguste), âgé de 40 ans, serrurier, est entré à l'hôpital Beaujon, 2e pavillon, lit n° 19, le 29 février 1876, atteint d'un rétrécissement de l'urèthre.

Le malade a contracté il y a vingt-cinq ans une blennorrhagie qui dura quatre mois et ne fut pas soignée.

Depuis cette époque, pas de nouvelle blennorrhagie et il ne resta pas le plus petit écoulement à la suite de la première chaude-pisse.

En 1857, chancres mous suivis d'adénite inguinale, de chancre ganglionnaire qui a laissé dans l'aine du côté gauche une vaste cicatrice blanchâtre et irrégulière.

En 1860, nouveaux chancres mous, un bubon survint dans l'aine droite et ne suppura pas, pas de traces de syphilis.

Il y a environ dix ans que le malade s'aperçut des premiers symptômes d'un rétrécissement de l'urèthre : difficulté de la miction, parfois strangurie, incontinence d'urine, etc.

Le malade a déjà été traité une fois, mais depuis un mois la miction étant devenue très difficile, le jet petit, aplati, en vrille, sans force, S... se décide à entrer de nouveau à l'hôpital, le 29 février.

En explorant l'urèthre, on constate l'existence de rétrécissements multiples, dont le moins profond siège au niveau du bulbe.

2 mars. On fait une séance de dilatation rapide avec les cathéters Béniqué, et on arrive jusqu'au nº 33 inclusivement. Un léger écoulement de sang se produit pendant ces manœuvres et pendant la journée les urines sont sanguinolentes. La douleur a été assez vive. On introduit ensuite dans le canal de l'urèthre une sonde en gomme nº 16 de la filière Charrière, qu'on laisse à demeure. Les jours suivants on se contente de passer une bougie nº 16; enfin le 11 mars on passe successivement des bougies en gomme, du nº 16 au nº 23, et le malade quitte l'hôpital.

Observation III.

(Recueillie à l'hôpital Beaujon, service de M. Le Fort, par M. Robin, interne des hôpitaux.)

Rétrécissement de l'urèthre.

B..., âgé de 48 ans, bouvier, est entré à l'hôpital Beaujon, le 6 janvier 1876, 2e pavillon, lit nº 37, atteint d'un rétrécissement de l'urèthre.

Ce malade avait déjà été traité en 1870, dans le même hôpital, par M. Duplay, pour un rétrécissement compliqué d'une rétention d'urine. Au bout de sept semaines de traitement il quittait le service, on pouvait passer le nº 52 des cathéters Béniqué et pendant un certain temps il a continué à se sonder tous les quinze jours, avec une bougie en gomme nº 18.

Le mois dernier, à la suite de quelques excès, B... ayant éprouvé de nouveau une difficulté assez grande pour uriner se décida à entrer à l'hôpital.

8 janvier. On introduit une bougie nº 13 sans de trop vives douleurs, on constate l'existence d'un rétrécissement peu étroit au niveau de la portion bulbeuse.

Le 12. On réintroduit une petite sonde nº 13 qui est laissée à demeure pendant quarante-huit heures; le malade urine très bien et il n'y a pas de douleurs.

Le 14. M. Le Fort passe, dans la même séance, d'après le prodcéé indiqué, presque sans difficulté, des bougies en gomme du n° 13 au n° 24. Aucun accident, la miction se fait facilement dans le courant de la journée, on prescrit un grand bain.

Le 16. On introduit avec le même succès des cathéters Béniqué du n° 38 au n° 53, un grand bain dans la journée ; aucun accident.

Le malade sort le 17 janvier, après s'être sondé lui-même avec une bougie n° 20, qu'il continuera à se passer chez lui à des intervalles de plus en plus éloignés.

Observation IV.

(Recueillie à l'hôpital Cochin, service de M. Le Fort, par M. Marchant, interne des hôpitaux.

Rétrécissement de l'urèthre.

T... (Auguste), âgé de 33 ans, conducteur d'omnibus, est entré à l'hôpital Cochin le 20 juin 1870, salle Cochin, lit n° 16, atteint d'un rétrécissement facilement dilatable de l'urèthre.

21 juin. Depuis plusieurs mois déjà la miction se fait avec difficulté. Normalement le jet d'urine est assez gros, mais les dernières gouttes sortent comme d'une pomme d'arrosoir, et pour peu que le malade ait fait quelques excès de boissons, le jet perd toute sa force et l'urine n'est rejetée au dehors qu'avec de grands efforts. Dans les antécédents, on trouve une blennorrhagie remontant à plusicurs années, et qui persiste encore à l'état de suintement, sans que le malade puisse d'ailleurs indiquer la date exacte de la contagion. Tout ce qu'il peut dire, c'est que, marié depuis cinq ans, il était déjà affecté de cet écoulement longtemps avant son mariage.

On explore le canal avec une petite bougie et l'on constate un rétrécissemunt siégeant à la portion pénienne. Des sondes sont introduites successivement depuis le n° 9 jusqu'au n° 16 inclusivement. On tente alors de passer la sonde conique de M. Le Fort. Elle s'engage dans le rétrécissement mais d'une très petite longueur.

Bain tiède. Le cathétérisme a amené dans la journée un léger écoulement de sang après chaque miction.

Le 22. On passe des bougies du n° 9 au n° 20. Ce dernier numéro est laissé en place pendant quelques minutes.

Le 23. On introduit jusqu'au n° 21 inclusivement. Le malade sort aujourd'hui de l'hôpital. Il passera lui-même tous les jours une bougie du calibre 20, et reviendra de temps en temps se faire examiner.

Observation V.

(Recueillie à l'hôpital Beaujon, service de M. Le Fort.)

Rétrécissement de l'urèthre.

D..., âgé de 37 ans, serrurier, est entré à l'hôpital Beaujon le 18 décembre 1876, 2e pavillon, lit n° 57, atteint d'un rétrécissement de l'urèthre.

Une blennorrhagie à l'âge de 17 ans.

Le malade a déjà été traité dans le service il y a dix-huit mois pour son rétrécissement.

Malgré les recommandations qui lui furent faites D... négligea complètement de se passer des bougies dans l'urèthre dès sa sortie de l'hôpital.

18 décembre. Le jour de son entrée à l'hôpital, le malade est atteint depuis la veille d'une rétention d'urine et depuis longtemps déjà la miction était devenue très pénible. La matité vésicale remonte jusqu'à l'ombilic ; les sondes métalliques sont arrêtées au niveau de la portion membraneuse de l'urèthre, une petite sonde en gomme élastique n° 8 peut être introduite. Le malade n'urine que goutte à goutte tout d'abord et par la pression sur l'abdomen, puis quand la vessie est un peu vidée on obtient un jet tel que le permet le calibre de la sonde. Il y avait donc probablement spasme uréthral et atonie par distension trop considérable du réservoir vésical.

Le lendemain les bougies nos 6, 8 et 9 sont introduites ; cette dernière est très serrée.

On laisse à demeure la bougie n° 7 pendant vingt-quatre heures.

Le 20. On introduit successivement d'après le procédé de M. Le Fort les bougies nos 8, 9, 10, etc , jusqu'au n° 18 inclusivement.

La douleur est assez marquée et le malade ne peut tolérer la dernière bougie pendant plus de cinq minutes, elle est expulsée lorsqu'on ne la maintient pas.

Une sonde n° 16 est gardée à demeure.

Le 21. On passe les bougies n°s 18, 20, 22, 24, les souffrances du malade sont très vives quand on introduit cette dernière bougie, aussi est-elle retirée immédiatement. Une sonde à demeure ne peut être supportée. Le soir, fièvre assez forte. T. A. 38,5.

Le lendemain pas de fièvre.

Le 23. On passe une bougie n° 18 très facilement, on apprend au malade à se sonder et il quitte l'hôpital avec recommandation expresse de se sonder fréquemment.

Observation VI.

(Recueillie à l'hôpital Beaujon, service de M. Le Fort, extraite de la thèse de M. Janicot.)

Rétrécissement de l'urèthre. — Dilatation rapide.

X..., 35 ans, service de M. Le Fort, 2e pavillon, Beaujon. Entré le 20 novembre 1876.

Plusieurs blennorrhagies antérieures. A déjà été soigné dans plusieurs hôpitaux pour son rétrécissement et par la dilatation ordinaire. Se plaint d'uriner de plus en plus difficilement depuis quelque temps.

Le 21. Après quelques tâtonnements on peut passer à travers le rétrécissement une bougie n° 4 Charrière. On la laisse à demeure vingt-quatre heures.

Le 22. On retire la bougie n° 4 et on introduit successivement les n°s 5, 6 et 7. Ce dernier ayant eu une certaine peine à passer, on ne va pas plus loin. On laisse à demeure le n° 7. Le malade le retire le soir pour uriner, malgré les recommandations qu'on lui avait faites de le laisser en place.

Le 23. On passe les bougies n°s 7, 8 et 9. Puis impossibilité d'introduire le n° 10, ni même les n°s 7 et 6. Le n° 5 consent seul à passer. On le laisse à demeure.

Le 24. On passe, toujours par le procédé de la dilatation rapide, les bougies n°s 5, 6, 7, 8 et 9. On s'arrête au n° 9 qui est laissé à demeure.

Le 25. Partant du n° 9, on passe successivement toute la filière Charrière jusqu'au n° 24. Une sonde n° 18 est laissée à demeure.

Le 26. On passe les bougies 24, 26 et 29, une sonde n° 18 est encore laissée à demeure.

Le 27. Le malade, qui urine facilement, quitte l'hôpital, muni d'une sonde n° 18, avec recommandation de s'en servir fréquemment. Il n'a eu pendant le traitement ni accès de fièvre, ni la moindre hémorrhagie.

TROISIÈME PARTIE

Traitement des rétrécissements peu étroits et commençants de l'urèthre par la dilatation médiate progressive, d'après le procédé du Dr Langlebert.

Nous nous sommes occupé dans les chapitres précédents de procédés de dilatation, dont le but était d'arriver au plus vite à la guérison des rétrécissements uréthraux ; l'expérience a de plus montré que ces modes opératoires n'avaient jamais donné lieu à de graves complications et qu'une légère élévation thermique, un suintement sanguin sans importance, une douleur plus ou moins vive pendant l'opération étaient les seuls accidents à redouter.

L'auteur du procédé, ou plutôt de la méthode que nous allons exposer, a voulu au contraire épargner au malade les complications mêmes les plus légères du cathétérisme, telles que la douleur, l'hémorrhagie, etc. Il n'a pas non plus négligé, tout en évitant de froisser trop vivement la muqueuse uréthrale par le passage des instruments, de faire la dilatation aussi complète que possible et de rendre au canal de l'urèthre un calibre permettant le libre passages des bougies n° 23 ou 24 de la filière française, seul moyen d'obtenir la guérison définitive.

La dilatation médiate progressive n'est applicable qu'aux rétrécissements commençants ou peu étroits et non indurés de l'urèthre, la bougie spéciale la plus fine dont on puisse faire usage correspondant au n° 11 des bougies ordinaires, et il n'entre pas dans le but de la méthode, qui doit être considérée comme un simple perfectionnement de la dilatation temporaire, de modifier la nature du rétrécissement par le séjour préalable d'une bougie à demeure.

Aussi avons-nous cru pouvoir décrire dans un même travail, et recommander comme dignes d'entrer dans la pratique deux modes de traitement qui paraissent cependant opposés. Les principes sur lesquels ils reposent, le manuel opératoire de chacun d'eux sont sans doute bien différents, mais les affections contre lesquelles ils sont dirigés ne sont pas non plus parfaitement semblables.

Si le rétrécissement est étroit, long, induré, difficile à franchir, s'il présente des complications qui nécessitent une prompte intervention, la dilatation immédiate progressive est là pour donner au chirurgien un moyen rapide et sûr de triompher de l'obstacle : si au contraire le rétrécissement est à son début, s'il est mou, peu étroit, on devra faire usage de la dilatation médiate progressive, car on arrivera ainsi plus vite au terme du traitement que par la dilatation temporaire, tout en évitant les écueils qui parfois entravent la marche du cathétérisme ordinaire.

Mais qu'on ne croie pas que le champ de la dilatation médiate progressive soit très restreint, parce qu'elle n'est applicable qu'à la variété de rétrécissements précédemment indiquée. Le nombre des rétrécissements commençants et facilement dilatables de l'urèthre est en effet très grand et, s'il ne paraît pas en être ainsi, c'est qu'on ne les recherche pas avec assez d'attention.

Les hommes, qui vont généralement dans les hôpitaux réclamer les secours de notre art, sont le plus souvent assez peu soigneux d'eux-mêmes pour ne se présenter que lorsque l'affection dont ils sonffrent est déjà arrivée à un degré très avancé; dans une classe plus élevée de la société au contraire, où les malades toujours inquiets, et à juste titre, du bon état de leur personne, n'attendent pas de ne plus pouvoir uriner que goutte à goutte pour s'apercevoir qu'ils ont un rétrécissement; il est permis avec un peu d'attention de saisir la lésion presque à son début et de guérir ainsi rapidement des blennorrhées contre lesquelles auraient échoué toutes les injections astringentes, isolantes, etc., et tous les antiblennorrhagiques, même les plus authentiques.

M. Rollet, ancien chirurgien en chef de l'hospice de l'Antienbille de Lyon, a montré combien ces rétrécissements de l'urèthre étaient fréquents chez les individus atteints d'une blennorrhée datant de quelques mois, et il les a désignés très justement sous le nom de *larvés*, car le plus souvent ils ne se traduisent par aucun autre signe extérieur que l'écoulement uréthral, et pour les découvrir il faut explorer l'urèthre avec des bougies à boule.

Je crois qu'il est inutile de faire ressortir combien il est l'important, pour le malade, qu'on reconnaisse, pour ainsi dire à sa naissance, une lésion fatalement progressive dans sa marche et capable d'engendrer dans l'avenir tant d'accidents redoutables. Le traitement en est alors simple et la dilatation de l'obstacle en voie de formation mettra rapidement un terme à l'écoulement de muco-pus, en même temps qu'il fera rétrocéder l'affection commençante.

M. Alph. Guérin, dans un mémoire resté célèbre, indique aussi le cathétérisme, fait avec des bougies volumineuses, comme le meilleur moyen de tarir les blennorrhées rebelles. Il pense que le passage de bougies volumineuses, en comprimant les glandules dont est semée la muqueuse urèthrale, vide leurs culs-de-sac enflammés de leur contenu muco-purulent et que cette sécrétion finit ainsi par se tarir. Quelle que soit du reste l'opinion qu'on se fasse sur la valeur de cette explication, qu'on comprime des culs-de-sacs glandulaires, qu'on dilate un rétrécissement commençant, qu'on atrophie par compression des granulations localisées sur un point de la muqueuse, il n'y en a pas moins un fait clinique certain, reconnu aujourd'hui par tous, c'est que le cathétérisme est le meilleur moyen de guérir les blennorrhées rebelles.

Le calibre du canal de l'urèthre n'est pas partout identique, et il existe, au point de vue du cathétérisme, deux points où il est normalement plus étroit et moins dilatable: le méat urinaire et le point de jonction de la portion membraneuse et de la portion spongieuse, désigné encore sous le nom de collet du bulbe. L'orifice extérieur de l'urèthre présente souvent, par son inextensibilité, une certaine résistance au passage d'instruments volumineux, et il en résulte des picotements de plus en plus douloureux à mesure qu'on multiplie les séances de cathétérisme et quelquefois même de petites excoriations qui peuvent devenir le siége de très vives cuissons.

Quand une blennorrhée date de plusieurs mois, elle est toujours entretenue par une lésion localisée siégeant en général un peu au delà du niveau du bulbe ; c'est donc en cet endroit seulement qu'il est utile de distendre fortement le canal de l'urèthre sans exercer le même effort latéral sur les autres parties de la muqueuse, dont la sensibilité déjà si vive à l'état normal est encore exaltée dans les cas pathologiques. On évitera aussi, en même temps que la douleur, ces hémorrhagies légères, sans importance il est vrai, mais qui effraient beaucoup les malades et qu'on observe quelquefois à la suite d'un simple cathétérisme.

C'est dans le but de remplir ces deux indications, 1° ne

pas surdistendre le méat urinaire par une bougie trop volumineuse pendant toute la durée de l'opération ; 2° ne dilater fortement l'urèthre, et encore à travers une membrane protectrice, qu'au niveau de la lésion pathologique dont il est atteint, qu'a été créée la dilatation médiate progressive dont nous allons maintenant faire connaître le détail instrumental et le manuel opératoire.

Instruments. — 1° Une série de bougies creuses en gomme ou *bougies conductrices* d'environ 30 centimètres de longueur. Ces bougies ne diffèrent des bougies ordinaires dites à olive, que par une fente longitudinale, s'étendant depuis leur bout libre et ouvert jusqu'à environ 10 centimètres de leur extrémité vésicale (fig. 1).

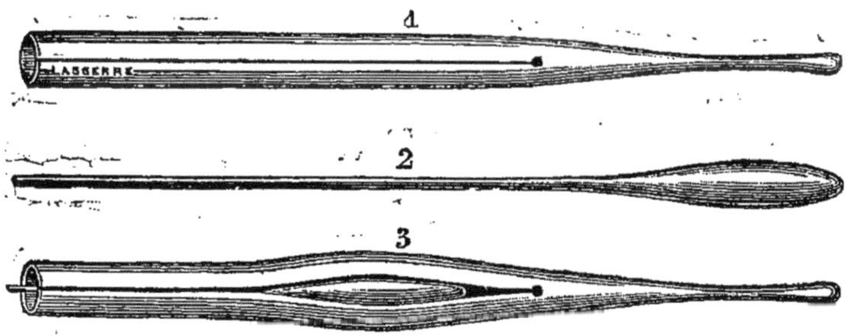

2° Une série égale de mandrins ou dilatateurs en baleine, dont la tige, mince et flexible, porte à chaque bout une olive de 3 centimètres de longueur (fig. 2).

Bougies conductrices et dilatateurs sont gradués par millimètres du n° 10 au n° 22 de la filière Charrière. Les deux olives qui terminent chaque mandrin sont de grosseurs différentes, l'une dépassant l'autre d'un millimètre en circonférence.

Manuel opératoire. — Après avoir reconnu le rétrécissement, mesuré son diamètre, sa longueur et sa distance du méat, on prend une bougie conductrice d'un diamètre égal ou même un peu plus petit, et on y introduit jusqu'au milieu de sa longueur, c'est-à-dire jusqu'à environ 15 centimètres, un mandrin dont l'olive écarte sa fente de 1, 2 ou 3 millimètres, selon le degré de dilatation que l'on veut immédiatement obtenir. Le numéro choisi, soit, par exemple, le n° 14, devient ainsi, dans la partie de la bougie gonflée par l'olive (fig. 3), un n° 15, 16 ou 17. Cela fait, et après avoir enduit la bougie d'un corps gras, on procède à l'opération de la manière soivante :

Premier temps. — Prenant la bougie de la main droite, on l'introduit dans l'urèthre, *sa fente longitudinale dirigée en haut*, et sans toucher au mandrin qui, pendant ce premier temps, doit rester dans la bougie tel qu'on l'y a placé, on pousse le tout aussi doucement que possible, jusqu'à ce que l'olive, ou, pour mieux dire, le renflement de la bougie qui lui correspond, rencontre le rétrécissement. Durant cette manœuvre, il faut avoir soin de ne pas quitter de l'œil la fente de la bougie, afin *de la maintenir exactement le long de la paroi supérieure du canal.*

Deuxième temps. — Saisissant alors entre le pouce et l'index de la main gauche, qui tient la verge, le bout de la bougie resté dehors, afin de la bien fixer, on prend le mandrin de l'autre main, et on le pousse lentement, très lentement, de manière à faire avancer l'olive peu à peu et sans secousse, jusque dans le rétrécissement.

Troisième temps. — Après deux ou trois minutes, ou un temps plus long, si on le juge nécessaire, on dégage l'olive du rétrécissement avec autant de soin et de lenteur qu'on a mis à l'y introduire ; puis on retire, ensemble ou séparément, la bougie et son mandrin. Il faut, dans ce dernier mouvement, appuyer légèrement la bougie sur le segment inférieur de l'urèthre, afin de rendre insensible pour le segment opposé le glissement des bords de la fente écartés par l'olive.

Dans les séances suivantes, qu'il convient d'espacer de deux ou trois jours, afin de laisser reposer l'urèthre, mais qu'on pourrait cependant rendre journalières, si certaines circonstances forçaient le malade à s'absenter au bout de peu de temps, on profite de la dilatation obtenue précédemment pour opérer avec des instruments, bougies et mandrins, de plus en plus gros, jusqu'à ce qu'on soit arrivé à la dilatation voulue. Disons, en passant, que la dilatation peut être considérée comme suffisante lorsqu'on a amené progressivement l'urèthre à livrer passage à une bougie ordinaire du n° 22 ou 23 de la filière.

Telle est la dilatation médiate, applicable à tous les cas pour lesquels suffit la dilatation lente et progressive par le procédé ordinaire. Elle présente sur ce dernier les avantages suivants :

1° *La douleur est en grande partie supprimée ;*

2° *L'opération est moins longue et plus facile ;*

3° *La durée totale du traitement est plus courte ;*

4° *Les complications du cathétérisme ordinaire sont moins à craindre.*

La suppression presque complète de la douleur est un fait que l'expérience est déjà venue maintes fois confirmer ; les malades ne sentent rien au moment où l'on pousse l'olive dilatatrice dans le rétrécissement, ou ils ont seulement la sensation « de quelque chose qui passe dans leur canal. » Cette absence de douleur, et par conséquent aussi des complications qui peuvent en dériver et sur lesquelles nous reviendrons tout à l'heure, s'observe même quand au moyen du mandrin de baleine on augmente de trois numéros de la filière le calibre de la bougie conductrice, quand par exemple on dilate d'un coup le rétrécissement du n° 15 au n° 18.

On pourrait nous objecter que l'introduction de la bougie conductrice doit provoquer la même souffrance que le cathétérisme simple fait avec des instruments flexibles; nous répondrons à cela que le principe sur lequel repose la méthode est d'éviter autant que possible le plus petit froissement de la muqueuse uréthrale et que la bougie conductrice doit toujours être choisie de façon à pouvoir passer sans la moindre résistance à travers l'obstacle uréthral; aussi dans ces conditions la sensation douloureuse causée au patient est-elle assez faible pour qu'on puisse ne pas en tenir compte.

Cette absence presque complète de douleur s'explique facilement par l'interposition d'une membrane isolante entre la surface si sensible de la muqueuse uréthrale enflammée et le corps dilatant.

La durée des séances de cathétérisme est moins longue; souvent, en effet, dans la dilatation temporaire, on est obligé d'introduire successivement dans l'urèthre trois ou quatre bougies de plus en plus grosses pour arriver à produire l'effort de la dilatation qu'on juge nécessaire; dans le procédé du Dr Langlebert, au contraire, une seule introduction est toujours suffisante, l'olive de baleine permettant d'augmenter de 1, 2 ou 3 millimètres, au choix de l'opérateur, la circonférence de la bougie conductrice.

La longueur du traitement sera encore singulièrement abrégée par la possibilité de produire une dilatation plus considérable que par le procédé ordinaire, appliqué suivant les règles qui en ont été tracées par les maîtres, c'est-à-dire en n'usant jamais de la force. Et quelle que soit du reste la prudence de l'opérateur, la muqueuse uréthrale sera toujours moins vivement impressionnée par la dilatation médiate que par la dilatation temporaire. Enfin on comprendra encore facilement que, par les mêmes raisons, les séances de cathétérisme puissent être plus rapprochées que dans la dilatation temporaire.

Les explications précédentes suffiront à montrer comment les complications inhérentes au cathétérisme de l'urèthre sont plus rares et on peut dire même complètement écartées dans cette méthode, le tissu de la bougie conductrice empêchant complètement la muqueuse uréthrale d'être lésée par l'effort du corps dilatant.

On pourrait peut-être craindre que les bords de la fente de la bougie conductrice, en se rapprochant après le passage de l'olive de baleine, ne viennent à pincer la muqueuse uréthrale ; l'expérience a démontré que le retrait de cette fente manquait de la force nécessaire pour occasionner un pincement douloureux de l'urèthre, car jamais les malades n'ont manifesté la moindre plainte à ce sujet, et il n'y a pas eu d'écoulement de sang; cependant, pour obvier à cet inconvénient plutôt imaginaire que réel, M. Lasserre a eu le soin, en fabriquant ces bougies spéciales, de recouvrir les bords de la fente d'une couche de gomme, dans le but d'en adoucir la tranche et de la rendre ainsi complètement inoffensive.

Nous ferons remarquer en terminant que la dilatation médiate progressive constitue une véritable méthode de traitement, son usage pouvant s'étendre à d'autres organes. Qui ne comprendra facilement en effet que la dilatation médiate ne soit aussi facilement applicable aux rétrécissements du rectum, de l'œsophage, du col utérin qu'aux strictures uréthrales?

La dilatation médiate progressive nous paraît donc,

pour les diverses raisons que nous venons d'énumérer, constituer un réel progrès sur la dilatation temporaire ; applicable dans tous les cas où cette dernière peut être employée, elle a sur elle l'avantage de provoquer moins de douleur et d'être plus rapide, en offrant une sécurité au moins aussi grande ; nous pensons même qu'elle pourrait réussir dans certaines circonstances où échouerait la dilatation lente, je veux parler de ces cas d'impressionnabilité excessive de la muqueuse uréthrale, où le moindre frottement un peu exagéré provoque un spasme douloureux qui empêche de pousser plus loin le cathétérisme.

CONCLUSIONS.

1° La dilatation immédiate progressive est un nouveau mode de traitement applicable aux rétrécissements de l'urèthre, qu'ils soient étroits, difficiles à franchir, même indurés ou présentant des complications.

2° Moins grave que l'uréthrotomie interne, elle est plus sûre dans ses résultats.

3° La simplicité du manuel opératoire, le peu de danger qu'il fait courir au malade, met la dilatation immédiate progressive à même d'être pratiquée par tous les médecins.

4° La dilatation médiate progessive est une méthode de traitement dérivant de la dilatation temporaire; elle en garde tous les mérites et en évite quelques inconvénients ; elle sert à guérir les rétrécissements peu étroits et commençants de l'urèthre.

TABLE DES MATIÈRES

Paris. — A. PARENT, imp. de la Faculté de Médecine, r. M.-le-Prince, 29-31.

Leçons sur les maladies du système nerveux, faites à la Salpêtrière par le professeur Charcot, recueillies et publiées par le docteur BOURNEVILLE, rédacteur en chef du *Progrès médical*. 2e édit., revue et augmentée. 2 vol. in-8 avec 50 figures dans le texte et 20 planches, dont 15 en chromolithographie.......... 26 fr. »

Cartonné.......... 28 fr. »

Leçons sur les maladies du foie, des voies biliaires et des reins, faites à la Faculté de médecine de Paris par le professeur Charcot, recueillies et publiées par les docteurs BOURNEVILLE et SEVESTRE. 1 vol. in-8 avec 37 figures dans le texte et 7 planches en chromolithographie.......... 10 fr. »

Traité de thérapeutique appliquée, basé sur les indications, suivi d'un précis de thérapeutique et de posologie infantiles et de notions de pharmacologie usuelle sur les médicaments signalés dans le cours de l'ouvrage, par J.-B. FONSSAGRIVES, professeur de thérapeutique et de matière médicale à la Faculté de médecine de Montpellier, etc. 2 vol. in-8.......... 24 fr. »

Cartonné.......... 26 fr. »

Anatomie descriptive et dissection, contenant un précis d'embryologie, la structure microscopique des organes et celle des tissus, par le docteur J.-A. FORT, professeur libre d'anatomie et de chirurgie, etc. 3e édition revue et augmentée. 3 vol. in-12 avec 1227 figures intercalées dans le texte.......... 30 fr. »

Traité d'anatomie pathologique, par le docteur LANCEREAUX, professeur agrégé à la Faculté de médecine de Paris, médecin des hôpitaux, etc. Tome Ier, Anatomie pathologique générale. 1 vol. in-8 avec 267 fig. intercalées dans le texte.. 20 fr. »

Cartonné.......... 21 fr. »

Du diagnostic et du traitement des maladies du cœur, et en particulier de leurs formes anomales, par le professeur GERMAIN SÉE. Leçons recueillies par le docteur F. LABADIE-LAGRAVE (clinique de la Charité, 1874 à 1876). 1 vol. in-8.......... 9 fr. »

Cartonné.......... 10 fr. »

Leçons cliniques sur les maladies des organes génitaux internes de la femme, par ALPHONSE GUÉRIN, chirurgien de l'Hôtel-Dieu, etc. 1 vol. in-8 avec 33 figures intercalées dans le texte et 2 planches en chromolithographie. 10 fr. »

Traité théorique et clinique de Percussion et d'Auscultation, avec un appendice sur l'inspection, la palpation et la mensuration de la poitrine, par E.-J. WOILLEZ, médecin honoraire de l'hôpital de la Charité, etc. 1 vol. in 18 avec 101 figures intercalées dans le texte.......... 10 fr. »

Cartonné.......... 11 fr. »

Traité complet d'ophthalmologie, par les docteurs L. DE WECKER et ED. LANDOLT.

Anatomie microscopique, par les professeurs J. ARNOLD, A. IVANOFF, G. SCHWABE. et W. WALDEYER. Tome Ier, première partie. 1 vol. in-8 avec 146 figures intercalées dans le texte et 2 planches. Prix du tome Ier, complet.......... 16 fr. »
Cet ouvrage remplace la troisième édition du DE WECKER (Prix Chateauvillard).

Leçons cliniques sur les maladies du foie, suivies des leçons sur les troubles fonctionnels du foie, par Charles MURCHISON, professeur de clinique médicale, etc. Traduite sur la seconde édition et annotées par le docteur Jules CYR, lauréat de l'Académie de médecine, médecin consultant à Vichy, 1 vol. in-8 avec 46 figures dans le texte.......... 12 fr. »

Étude médico-légale sur les testaments contestés pour cause de folie, par le Dr LEGRAND DU SAULLE, médecin de la Salpêtrière, etc. 1 vol. in-8.. 9 fr. »

Traité des maladies de l'estomac, par le Dr LEVEN, médecin en chef de l'hôpital Rothschild, etc. 1 vol. in-8.......... 7 fr. »

Guide élémentaire du médecin praticien, par le Dr BUCHHOLTZ. 1 vol in-18.......... 5 fr. »

Traité de la gastrotomie, par le Dr H. PETIT, sous-bibliothécaire à la Faculté de médecine de Paris, etc., ouvrage précédé d'une introduction par M. le professeur VERNEUIL. 1 vol. in-8.......... 6 fr. »

Traité d'hématologie dynamique pour servir de fondement à un système de pathologie vitaliste, par le Dr BASSAGET. 2 vol. in-8. 20 fr. »

Paris. — A. PARENT, imp. de la Faculté de Médecine, r. M.-le-Prince, 29-31.